Innovative Aspekte der klinischen Medizin

Band 3

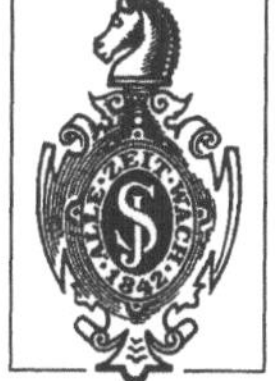

K. van Ackern   W. Mempel
P. Schlag   P. Scigalla   (Hrsg.)

Elektive Chirurgie

Die Rolle von rhErythropoietin im Rahmen
fremdblutsparender Methoden

Mit 46 Abbildungen und 27 Tabellen

Springer-Verlag

Berlin Heidelberg New York
London Paris Tokyo
Hong Kong Barcelona
Budapest

Prof. Dr. K. van Ackern
Institut für Anästhesiologie und Operative Intensivmedizin
Klinikum Mannheim
Theodor-Kutzer-Ufer 1, 68167 Mannheim

Prof. Dr. W. Mempel
Transfusionszentrum, III. Medizinische Universitätsklinikum
Klinikum Großhadern
Marchioninistraße 15, 81377 München

Prof. Dr. P. Schlag
Abteilung für Chirurgie und Chirurgische Onkologie
Universitätsklinikum Rudolf Virchow, Freie Universität Berlin
Lindenberger Weg 80, 13122 Berlin

Priv.-Doz. Dr. P. Scigalla
Forschung Klinik, Nephrologie/Onkologie
Boehringer Mannheim GmbH
Sandhofer Straße 116, 68305 Mannheim

ISBN-13:978-3-540-58388-2

Die Deutsche Bibliothek – CIP-Einheitsaufnahme
Elektive Chirurgie : die Rolle von rhErythropoietin im Rahmen fremdblutsparender Metho-
den ; mit 27 Tabellen / K. van Ackern ... (Hrsg.). - Berlin ; Heidelberg ; New York ; London ;
Paris ; Tokyo ; Hong Kong ; Barcelona ; Budapest : Springer, 1994
   ISBN-13:978-3-540-58388-2   e-ISBN-13:978-3-642-79238-0
   DOI: 10.1007/978-3-642-79238-0
NE: Ackern, Klaus van [Hrsg.]

SPIN: 10478085   19/3130-5 4 3 2 1 0 – Gedruckt auf säurefreiem Papier

Inhaltsverzeichnis

Verzeichnis der erstgenannten Beitragsautoren

Eckardt, K.-U., Priv.-Doz. Dr.
Abteilung Nephrologie
Universitätsklinikum
Rudolf Virchow
Spandauer Damm 130
14050 Berlin

Franke, W., Dr.
Boehringer Mannheim GmbH
Forschung Klinik
Sandhofer Straße 116
68305 Mannheim

Güse, H. G., Dr.
Abteilung für Anästhesie
Schüchtermann-Klinik
49214 Bad Rothenfelde

Kaltwasser, J. P., Prof. Dr.
Bereich Rheumatologie
Medizinische Klinik III
Johann Wolfgang-Goethe-
Universität
Zentrum Innere Medizin
Theodor-Stern-Kai 7
60596 Frankfurt a.M.

Mehrkens, H.-H., Prof. Dr.
Rehabilitationskrankenhaus Ulm
Abteilung
Anästhesiologie/Intensivmedizin
Oberer Eselsberg 45
89081 Ulm

Osswald, P. M., Prof. Dr.
Institut für Anästhesiologie
und Operative Intensivmedizin
Stadtkrankenhaus Hanau
63450 Hanau

Prechtl, A., Dr.
Frauenklinik der Technischen
Universität München
Klinikum Rechts der Isar
Ismaningerstraße 22
81675 München

Schlag, P. M., Prof. Dr.
Universitätsklinikum
Rudolf Virchow
Robert-Rössele Klinik
für Onkologie
Lindenberger Weg 80
13122 Berlin

Scigalla, P., Prof. Dr.
Boehringer Mannheim GmbH
Forschung Klinik
Sandhofer Straße 116
68305 Mannheim

Singbartl, G., Priv.-Doz. Dr.
Endoklinik Hamburg
Abteilung für Anästhesiologie
Intensiv- und Transfusionsmedizin
Holsten-Straße 2
22767 Hamburg

Storch, H., Prof. Dr.
Immuno GmbH
Im Breitspiel 13
69126 Heidelberg

van de Wiel, A., Dr.
Maatschap Internisten
Eemland Ziekenhuis
Utrechtseweg 160
NL-3818 ES Amersfoort

Teil I
Möglichkeiten und Grenzen
fremdblutsparender Maßnahmen

Blutbedarf in der elektiven Chirurgie

H. Storch

Eine Tagung, die sich den Anspruch nach Innovation stellt und dabei einen hämatopoetischen Wachstumsfaktor in den Mittelpunkt rückt, muß sich fragen, wie ist die gegenwärtige Realität, die Praxis beim Umgang mit Blutprodukten in den Krankenhäusern.

Es gibt gute Gründe aus der Vergangenheit, über den indikationsgerechten Blutbedarf und die Möglichkeiten der autologen Blutspende nachzudenken. Die soeben vorgelegten ersten Daten [7] der Sanguis-Studie aus 43 Kliniken in 10 europäischen Ländern, die Aufforderung zur Überprüfung eines angenommenen „hohen" Blutverbrauchs durch den Bundesgesundheitsminister und eine doch recht schleppende Realisierung autologer Konzepte in nicht wenigen Krankenhäusern Deutschlands aktualisieren die Notwendigkeit, elektive chirurgische Eingriffe ob ihres realen Blutbedarfes auf der Basis von Fakten zu bewerten und Orientierungspunkte für den qualitätsgerechten Umgang mit Blut zu definieren. Beginnen wir bei der Nomenklatur. Das Urteil des BGH vom 17. 12. 91 [3] bringt die Entscheidung über die Aufklärungspflicht bei Bluttransfusionen und die Eigenblutspende in unmittelbaren Zusammenhang mit der Formulierung: ernsthaft in Betracht kommt. In einem Workshop [11] der Berufsverbände der Anästhesisten, Chirurgen, Orthopäden und der DGTI im August 1992 wird die Wahrscheinlichkeit zur Wahl der Eigenblutspende (EBS) mit größer 5 % angesetzt und eine Hausstatistik gefordert. DGTI, DGAI und die Berufsverbände der Anästhesisten und Chirurgen haben in einer Stellungnahme am 25. 08. 93 dies noch einmal aktuell bekräftigt und insbesondere auf das angemessene Verhältnis von Nutzen und Belastung des Patienten hingewiesen [6]. Weder bei den Hausstatistiken noch beim Begriff Regelbedarf gibt es ausreichende Daten bzw. eine eindeutige Verständigungsebene. Uns schien es deshalb geboten, sich des von Friedmann et al. [8] gewählten Schemas MSBOS anzunehmen mit der Zielrichtung, über den von Axelrod et al. [2] geprägten SOPCAB-Wert im weiteren zu einer orientierenden Bewertung des autologen Blutbedarfs bei elektiven Eingriffen zu kommen.

Material und Methode

In Anlehnung an MSBOS wurde mit einem Auswerteschema von Kretschmer [10] gearbeitet, bei dem die präoperativ bereitgestellten Erythrozytenkonzentrate erfragt werden konnten. Insgesamt kamen 15 Krankenhäuser in Süd- und Westthüringen zur Auswertung. Ein Vergleich erfolgte mit dem Indikationsplan der Marburger Kliniken, aber auch Daten einer Doktorarbeit von Ebersperger [5] aus dem Klinikum Großhadern.

Ergebnisse und Diskussion

Die Erhebungen zu den gefäß- und thoraxchirurgischen Eingriffen (Tabelle 1) zeigten bis auf die Thorakotomie, bei der der präoperative Bedarf zwischen 0 und 2 Erythrozytenkonzentraten (EK) schwankte und die Thrombektomie der Bein- und Beckenvenen, wo 2 bis 6 EK bereitgestellt wurden, weitgehende Konformität zwischen den beiden universitären Einrichtungen und den 3 Thüringer Krankenhäusern. Ein vielfältiges Bild des Bedarfs ergab sich in der Abdominalchirurgie (Tabelle 2). Zwar stellten sich Appendektomie, Cholezystektomie, selektive proximale Vagotomie, Anus praeter-Anlage und Rückverlagerung bis auf wenige Ausnahmen ohne präoperative EK-Bereitstellung dar, Eingriffe am Kolon, Hemikolektomie, Revisionsoperation, Whipple-Operation, Cholezystektomie und Choledochusrevision hingegen streuten dermaßen stark, daß eine rationelle Ursache nicht erkennbar wurde. Eine Regelhaftigkeit zu der Größe der Krankenhäuser war ebenso wenig erkennbar wie bei den Daten der Unfall- und Allgemeinchirurgie (Tabelle 3). Der einheitlichen Auffassung, daß kein EK vor einer Metallentfernung des Unterschenkels bereitgestellt zu werden braucht, standen beträchtliche Differenzen bei TEP gegenüber. Auch zeigten Rezidivstruma und Oberschenkelamputation eine Spannbreite von 0–4 EK. Ein hohes Maß an Konformität boten die gynäkologischen Eingriffe (Tabelle 4) nur bei der abdominellen Rezidiventfernung und der Wertheim-Operation. Die urologischen elektiven Operationen ließen bei nur 4 von 11 ausgewählten Bei-

Tabelle 1. Zahl der Erythrozytenkonzentrate, die präoperativ höchstens bereitgestellt werden. +, mehrheitliche Konformität

	MA	MÜ	SU	BB	MEI
Gefäßchirurgie					
Thrombektomie Bein/Beckenvenen	2	nu	4	6	3
+ Arterielle Embolektomie/TEA	2	2	0	0	2
+ Peripherer Bypass	2	nu	4	2	2
+ Y-Prothese	4	nu	4	3	4
+ AO-Aneurysma	6	4	6	6	6
+ Karotitis-TEA	2	2	2	1	2
Thoraxchirurgie					
Thorakotomie	2	nu	0	0	2
+ Lobektomie	4	nu	4	2	4
+ Pneumoektomie	4	nu	4	2	4

Erklärung der Abkürzungen s. Tabelle 2.

Tabelle 2. Zahl der Erythrozytenkonzentrate, die präoperativ höchstens bereitgestellt werden. +, mehrheitliche Konformität; ++, komplette Konformität

	MA	MÜ	SU	MEI	BB	SO	NH	HI	SM	BS	E/1	E/2	MHL	WB	BL	ZI	IL
Abdominalchirurgie																	
+ Selektive proximale Vagotomie	0		0	0	–	2		–	–	0	–	0	0	–	0	0	0
+ Cholezystektomie	0		0	0	0	2		0	1	0	0	0	0	0	0	0	0
+ + Appendektomie	0		0	0	–	0		0	0	0	0	0	0	0	0	0	0
+ Anus praeter Anlage	0		0	0	0	0		2	0	0	0	0	0	0	0	0	0
+ + AP-Rückverlagerung	0		0	0	–	0		–	0	0	0	0	0	0	0	0	0
+ Magenresektion	2		4	2	–	2		2	2	2	2	2	2	1	4	2	2
Cholezystektomie und Choledochusrevision	2		2	1	–	2		0	1	0	0	0	2	0	0	0	0
Eingriffe am Colon	2		2	2	–	3		–	2	2	2	2	4	1	4	2	2
+ Sigmaresektion	2	2	4	2	–	2		2	4	2	2	2	4	2	4	2	2
Hemikolektomie	3		4	2	–	3		2	4	2	2	2	4	1	4	2	2
+ Ösophagusresektion	4		6	4	–	–			–	–	–	–	–	–	4	4	–
+ Gastrektomie	4	4	4	3	–	3			–	–	2	3	4	2	4	4	4
+ Leberresektion	4		6	5	–	–			–	–	–	–	–	–	4	4	–
+ Splenektomie	4		4	3	–	–		2	2	–	4	2	4	–	4	4	4
OP nach Whipple	4		6	5	–	–			2	–	–	–	–	–	4	4	4
Revisions-OP	4		0	3	–	–			–	–	–	–	2	–	4	2	4
+ Rektumexstirpation	6	4	4	3	–	4	2	4	4	4	4	3	4	2	4	4	4

MA Marburg; MÜ München; SU Suhl; MEI Meiningen; BB Bad Berka; SO Sonneberg; NH Neuhaus; HI Hildburghausen; SM Schmalkalden; BS Bad Salzungen; E1 Eisenach 1; E2 Eisenach 2; MHL Mühlhausen; WB Worbis; BL Bad Langensalza; ZI Zittau; IL Ilmenau

Tabelle 3. Zahl der Erythrozytenkonzentrate, die präoperativ höchstens bereitgestellt werden. +, mehrheitliche Konformität; ++, komplette Konformität

	MA	MÜ	SU	MEI	BB	SO	NH	HI	SM	BS	E/1	E/2	MHL	WB	BL	ZI	IL
Unfallchirurgie/Orthopädie																	
++ Metallentfernung Unterschenkel	0		0	0	0	0		–	–	–	–	0	0		0	0	
+ Osteotomie (Hüfte)	2		2	2	2	2		–	–	–	–	–	4		2	2	
+ Metallentfernung Oberschenkel	2		0	0	2	0		2	–	–	–	0	2		0	0	
+ TEP (Knie)	2		0	2	2	2	3	–	–	–	–	–	2		2	2	
+ TEP (Hüfte)	4	4	2	2	4	3		–	–	3	–	3	4		4	4	4
TEP-Wechsel und Ausbau	6		4	6	6	4		–	–	6	–	–	4		4	6	
Allgemeinchirurgie																	
+ Strumaresektion	0		0	0	0	2	2	2	2	0	2	0	0	0	0	2	0
+ Parathyreoidektomie	0		0	0	0	–		–	0	2	–	–	–	0	0	–	0
+ Unterschenkelamputation	2		0	0	2	0		1	2	0	0	0	2	0	0	2	0
+ Ablatio mammae	2		2	0	2	2		0	2	2	0	0	2	0	0	2	2
Rezidivstruma	4		2	1	1	2		2	2	2	2	2	2	1	0	4	4
Oberschenkelamputation	4		0	0	1	0	2	2	2	4	0	2	2	0	2	2	–

Erklärung der Abkürzungen s. Tabelle 2.

Tabelle 4. Zahl der Erythrozytenkonzentrate, die präoperativ bereitgestellt werden. +, mehrheitliche Konformität; ++, komplette Konformität

	MA	MÜ	SU	MEI	BB	SO	NH	HI	SM	BS	E/1	E/2	MHL	WB	BL	ZI	IL
Gynäkologie																	
+ Mastektomie incl. Axillarevision	0		2	0		2	0		2	0	0	0	0		0	1	
+ Vaginale Totalexstirpation + Plastik	0	2	2	0		2	0	2	2	0	2		2		0	1	
Laparatomie bei Ovarialkarzinom	2		2	2		2	4		0	0	0		2		0	4	
+ Wertheim	4	4	4	4		4	4		4	2	2		2		4	4	
++ Abdominelle Rezidiventfernung	2		2	2		–	2		–	2	2		2		2	2	
Urologie																	
TURP	2	3	4	2						–	4			1			2
Nephrektomie	3	3	3	2						–	4	2		0			2
+ Prostatektomie	4		4	4						–	–			3			4
Retroperitonealer Tumor	4		4	4						–	6			2			2
+ Heminephroureterektomie	2		4	2						–	2			2			2
++ Retrop. Lymphadenektomie	2		2	2						–	–			2			–
Pyelolithotomie	2		2	0						–	–			0			–
Pouch-Anlage	4		–	–						–	–			–			–
+ Zystektomie	4		6	–						–	–			4			4
Tumornephrektomie	4		6	2						–	3			–			2
Nephropyelolithotomie	6		6	4						–	3			0			2

Erklärung der Abkürzungen s. Tabelle 2.

spielen ähnliches präoperatives Verhalten bei der EK-Bereitstellung erkennen. Schwankungsbreiten von 0–4 EK zeigen Handlungsbedarf an. In der von Ebersperger [5] 1990 vorgelegten Dissertation wird sehr schön herausgearbeitet (Tabelle 5), daß ohne Sicherheitsverlust eine beträchtliche Reduktion präoperativ bereitgestellter EK möglich ist, wenn eine individuelle Selektion der Patienten vorgenommen wird, bei denen ein höherer als der Regelbedarf präoperativ absehbar ist. Kriterien für diesen individuellen Bedarf wurden dabei in Grenzwerten für Hb und Ht operations- und geschlechtsspezifisch herausgefunden. Präoperative Kriterien wie Alter, Vorerkrankungen, Risikogruppeneinteilung waren primär kein Grund für eine vom Regelbedarf abweichende Bereitstellungsquote. Die Herabsetzung des Regelbedarfs erfordert andererseits das Bekanntsein der Blutgruppe, den Ausschluß irregulärer Antikörper, ein ausreichend großes Konservendepot, einen Zeitbedarf maximal 45 min bis zum Einkreuzen nachzufordernder Konserven und eine solide Logistiküberprüfung zwischen Blutdepot und Operationssaal.

Vergleicht man einige häufige Operationen, bei denen der Blutbedarf durch EBS abgesichert werden kann, wird die Sinnfälligkeit des SOPCAB-Wertes deutlich. In Abb. 1 zeigen sich die Daten bei der TEP-Hüfte. Die beiden Gruppen mit 4 bzw. 6 EK bei Endoprothesenwechsel diversifizieren von 2–4 bei der TEP, wobei ein SOPCAB von 3 für 90 % der Operierten offensichtlich ausreicht [2]. Die transurethrale Prostataresektion (Abb. 2) scheint wohl bei dieser Schwankungsbreite der EK-Bereitstellung ein Problem der operativen Technik zu sein, wenn der SOPCAB-Wert von 1 einen Qualitätsstandard doch zu markieren scheint. Heterogenität von 1–4 EK (Abb. 3) werden nicht durch die Tatsache gerechtfertigt, daß diese Operation von rechts oder links geführt unterschiedlichen Bedarf auslöst. Wichtig ist die Definition des Regelbedarfs, der z.B. bei dieser Operation auch einen „Rechts- oder Linkswert" haben kann. Als letztes Beispiel eines Ansatzes zum korrektiven Denken sei die Laparotomie bei Ovarialkarzinomen (Abb. 4) genannt mit einer Bereitstellungsquote von 0–4 EK.

Tabelle 5. Präoperative Anforderungen (A) und empfohlener Bedarf (B) bei elektiven Eingriffen (Nach Ebersperger [5])

	A	B	SOPCAB
Thrombendarteriektomie	2	0	
Sigmaresektion	2	0	
Vaginale Hysterektomie	2	0	
Wertheim	4	3	
TURP	3	2	1
Aortenaneurysma-Resektion	4	2	
Gastrektomie	4	2	
Rektumresektion	2–4	2	
ACB	6	3	5
TEP-Hüfte	4	3	3
Nephrektomie	6	3	

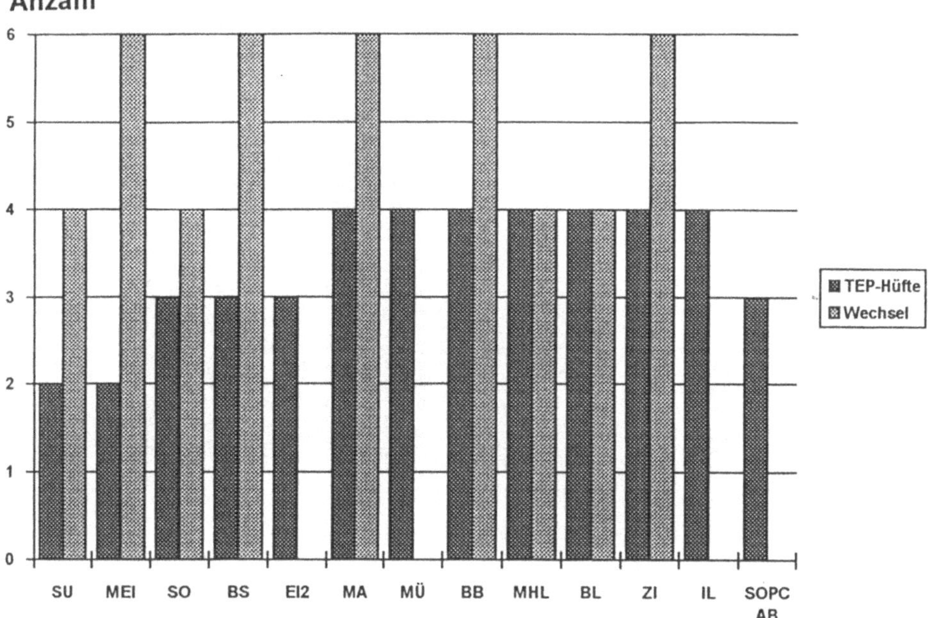

Abb. 1. Präoperative Bestellung von Erythrozytenkonzentraten bei TEP-Hüfte und Wechsel

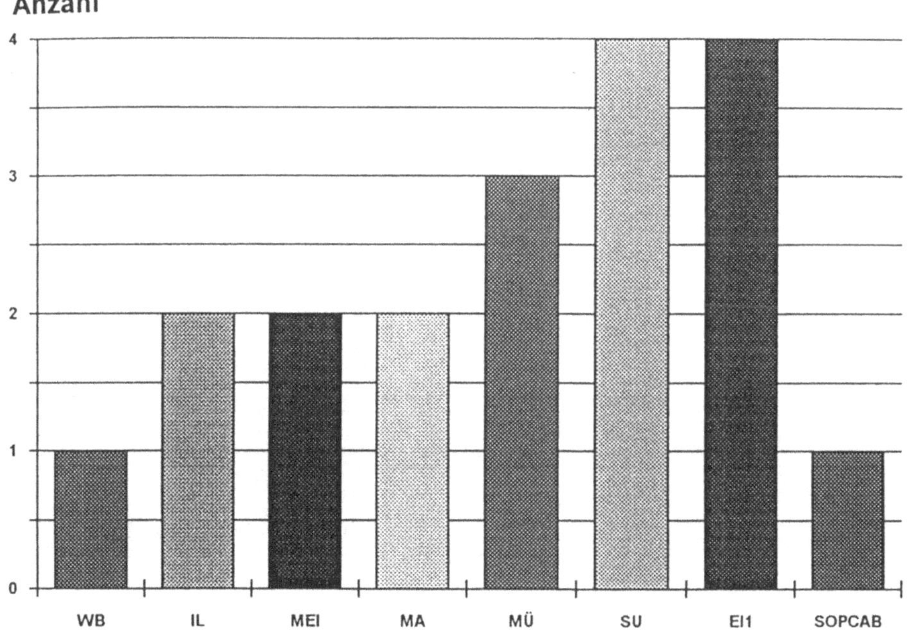

Abb. 2. Präoperative Bestellung von Erythrozytenkonzentraten bei TURP

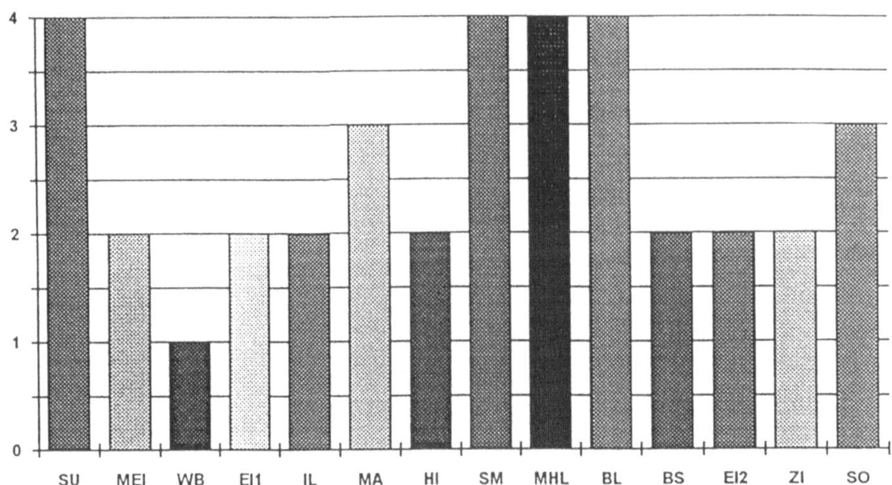

Abb. 3. Präoperative Bestellung von Erythrozytenkonzentraten bei Hemikolektomie (■)

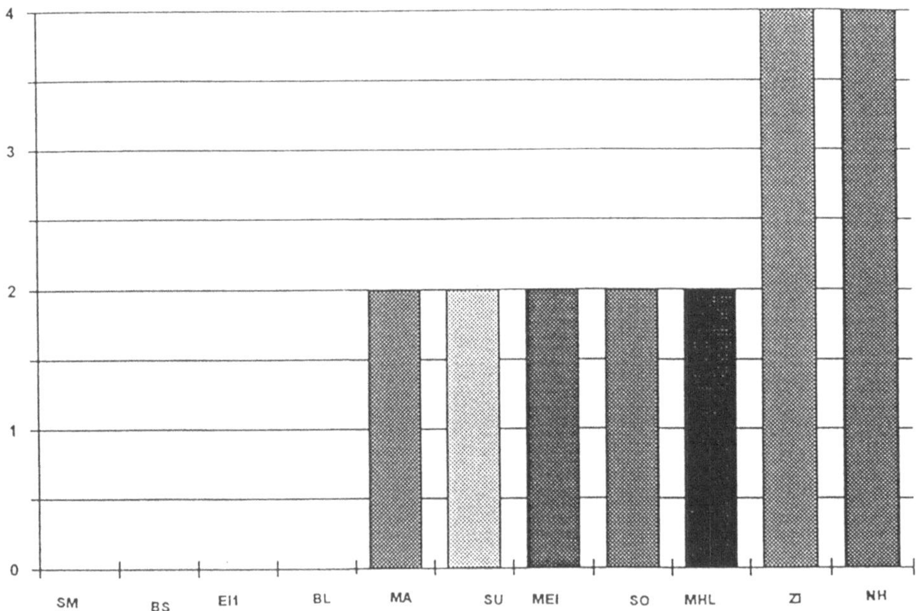

Abb. 4. Präoperative Bestellung von Erythrozytenkonzentraten bei Laparatomie bei Ovarialkarzinom (■). (Aus [X])

Tabelle 6. Optimale praeoperative Abnahme von Eigenblut bei verschiedenen chirurgischen Eingriffen. (Nach Axelrod [1])

Chirurgischer Eingriff	Empfohlene Abnahmemenge in Einheiten
Koronarer, arterieller Bypass	5
Herzklappenersatz	5
Totalendoprothese der Hüfte	3
Prostatektomie	3
Laminektomie	2
Hysterektomie	2
Transurethrale Resektion der Prostata	1
Kniearthroskopie	0
Dilatation und Kürettage	0

Die Entwicklung der verschiedenen Formen der autologen Transfusion ist in den deutschen Krankenhäusern ein langwieriger Prozeß, der vielfach noch in den Anfangsgründen steckt [13], dringend der Optimierung bedarf [12], in einigen Zentren aber auf hohem Qualitätsniveau verläuft und kostenneutral werden kann [4, 12, 13]. Schwierigkeiten bei der notwendigen Datenbasis für Notwendigkeit und Häufigkeit von Bluttransfusionen bei elektiven Eingriffen [9] werden wahrscheinlich durch das europaweit geführte Sanguis-Projekt [7] allmählich überwunden. Nichtsdestotrotz sind Daten auch kleinerer Studien [1] (Tabelle 6) als Ausgangspunkt für einige Untersuchungen im Regelbedarf lohnenswert. Schlußfolgerungen über Wege zur Hausstatistik bzw. Optimierung des Blutbedarfs in der elektiven Chirurgie in den einzelnen Krankenhäusern:

1. Die Analyse des präoperativen Blutbedarfs MSBOS bei elektiven chirurgischen Eingriffen ist die erste Stufe bei der Qualifizierung der sog. Hausstatistik in Krankenhäusern zur Erstellung eines Konzeptes der autologen Transfusion.

2. Die Ermittlung des realen Verbrauchs an Blutkonserven, mit dem 90 % dieser Eingriffe ohne homologen Blutersatz abgedeckt werden (SOPCAB), sollte die zweite Stufe sein.

3. Aus dem Vergleich von MSBOS- und SOPCAB-Werten verschiedener Krankenhäuser und der Analyse subjektiver (eingeschliffener Routine, Operateur) und objektiver Faktoren (Kapazität Konservendepot, Logistik Depot und Operationssaal) lassen sich in jedem Krankenhaus die notwendigen Entscheidungen zu einer betriebswirtschaftlich akzeptablen und dem Sicherheitsbedürfnis entsprechenden Regelbedarfsplanung für Blutkonserven und dem dabei Dominanz einnehmenden autologen Transfusionskonzept treffen.

4. Die vom Regelbedarf mit großer Wahrscheinlichkeit abweichenden Patienten müssen bei Voruntersuchungen rechtzeitig präoperativ auf der Basis geschlechts- und organspezifischer Hb- und Ht-Werte herausgefunden werden, um eine individuelle Konservenbereitstellung zu gewährleisten.

Zusammenfassung

In 15 Krankenhäusern Thüringens wurde der präoperativ bereitgestellte EK-Bedarf für ausgewählte elektive Eingriffe der Gefäß-, Thorax-, Abdominal-, Unfall- und Allgemeinchirurgie sowie Orthopädie, Gynäkologie und Urologie ermittelt. Vergleiche dieser Daten mit dem Bedarf von Kliniken an 2 deutschen Universitätseinrichtungen zeigten, wie auch untereinander und ohne regelhafte Beziehung zur Größe der Kliniken, bedeutsame Abweichungen. Sie waren insbesondere bei Hemikolektomie, Revisionsoperationen im Bauchraum, Whipple-Operation, Cholezystektomie mit Choledochusrevision, TEP, Rezidiv-struma, Oberschenkelamputation, TURP und Laparotomie bei Ovarialkarzinom eklatant. Die Ermittlung des MSBOS und SOPCAB sowie deren Beeinflussung durch krankenhausinterne Entscheidungen sind wichtige Schritte zum indikationsgerechten Bluteinsatz und der Optimierung des hauseigenen Konzeptes zur autologen Transfusion. Abweichungen von den Festlegungen zum Regelbedarf sind präoperativ durch individuelle Selektionskriterien, die geschlechts- und organspezifisch Hb und Ht berücksichtigen, vorauszuplanen, um eine angemessene Relation zwischen Sicherheit und Kostenaufwand zu erreichen.

Literatur

1. Axelrod FB (1993) Are we overcollecting autologous blood? AABB Technical Workshop Miami Beach, Florida, Oct. 23–24
2. Axelrod FB, Pepkowitz SH, Goldfinder D (1988) An assessment of patients currently participating in an autologous blood program: are we overcollecting autologous blood? (abstract) Transfusion 28:59S
3. BGH-Entscheidung vom 17. 12. 1991 (AZ VIZR 40/91)
4. Bormann B von, Aulich St (1993) Autologe Transfusionsverfahren: Nutzen und Risiko. Deutsches Ärzteblatt 90:2159–2164
5. Ebersperger W (1990) Untersuchung zum perioperativen Blutbedarf. Medizin. Dissertation, München
6. Ergänzende Empfehlungen zu den Richtlinien zur Blutgruppenbestimmung und Bluttransfusion des wiss. Beirates der Bundesärztekammer und des Bundesgesundheitsamtes von 1991, Stellungnahme der Deutschen Gesellschaft für Transfusionsmedizin und Immunhämatologie, der Deutschen Gesellschaft für Anästhesiologie und Intensivmedizin des Berufsverbandes Deutscher Anästhesisten und des Berufsverbandes der Deutschen Chirurgen vom 25. 08. 93
7. Frey L, Meßmer K (1993) Blutersatz in der elektiven Chirurgie: Ergebnisse der Sanguis-Studie. Infusionsther. Transfusionsmedizin 20 (Suppl. 2):12–15
8. Friedmann BA, Obermann HA, Chadwick AR, Kingdon KI (1976) The maximum surgical blood order schedule and surgical blood use in the United States. Transfusion 16:380–387
9. Greenwalt TJ (1988) Perioperative red blood cell transfusion. JAMA 260:2700–2703
10. Kretschmer V (1993) Brief vom 22. 06. 93 im Auftrag des Arbeitskreises der DGTI für Standardisierung
11. Opderbecke HW, Weißauer W (1993) Die mediko-legale Bedeutung der BGH-Entscheidung zur Aufklärungspflicht bei Bluttransfusionen. Workshop 28./29. 08. 92, Nürnberg, Anästh Intensivmed 34:241–245
12. Roos D (1993) Optimierung der präoperativen Eigenblutspende anhand einer retrospektiven Analyse des homologen Blutverbrauchs. Infusionstherapie 29:205–216
13. Singbartl G, Schleinzer W, Becker M, Frankenberg C (1993) Der Einsatz fremdblutsparender Maßnahmen in der Bundesrepublik Deutschland (alte Bundesländer) – Ergebnisse einer bundesweiten Befragung. Infusionstherapie 29:26–39

Risiken der homologen Transfusion

G. Singbartl

Die Risiken der homologen Transfusion sind aus aktuellem Anlaß erneut „ins Gerede gekommen"; eklatante Verstöße gegen die Vorschriften hinsichtlich der Handhabung von Tests zur Infektionssicherheit im Rahmen der Herstellung homologer Blutprodukte sowie eine für den medizinischen Laien nicht immer durchschaubare – da emotionalisierte – Berichterstattung in den verschiedenen Medien haben zur Angst und Verunsicherung der Bevölkerung gegenüber homologen Blutprodukten geführt. Um so wichtiger erscheint es, sich mit den tatsächlich bestehenden und für den Patienten relevanten Risiken der homologen Transfusion zu befassen, da die autologe Transfusion bzw. einzelne Bausteine des Gesamtkonzeptes der „Autologen Transfusion" (Normovolämische Hämodilution, intra-/postoperative maschinelle Autotransfusion bzw. Retransfusion des Wund-/Drainageblutes, präoperative Eigenblutspende und Plasmapherese, adjuvante/supportive Medikation mit Eisen und Erythropoetin) stets nur in Teilbereichen einen effizienten Ersatz homologen Blutes sicherstellen können.

Risiken der homologen Transfusion:
- Metabolische Störungen/Nebenwirkungen,
- Immunologische Risiken,
- Infektiöse Risiken:
    - tödliche/lebensbedrohliche Komplikationen/Risiken,
    - gefährliche Komplikationen/Risiken,
    - unerwünschte Nebenwirkungen.

Metabolische Nebenwirkungen der homologen Transfusion:
- Laktatämie (*nicht* Laktatazidose),
- Hyperkaliämie,
- Anstieg des freien Hämoglobins,
- Zitratintoxikation,
- Mikroaggregatbildung,
- Freisetzung von Weichmachern (DEHP, TEHT) aus den PVC-Transfusionsbeuteln.

Diese Nebenwirkungen gelten im gleichen Maße für die homologe wie für die autologe Transfusion.

Die Risiken der homologen Transfusion lassen sich nach ganz unterschiedlichen Kriterien zusammenfassen. So stellt Roelcke [18] in seiner Darstellung global die immunologischen Risiken den nicht-immunologischen Risiken gegenüber, ergänzt durch metabolische Komplikationen. Demgegenüber gliedert Kühnl et al. [12a] die Risiken der homologen Transfusion in infektiöse Risiken versus immunologische Risiken versus metabolische Risiken; und schließlich unterteilt Walker [31] die Risiken entsprechend ihres Gefährdungspotentials für den Patienten in tödliche/lebensbedrohliche Risiken versus gefährliche Risiken versus unerwünschte Risiken/Nebenwirkungen. Zwar mag die von Roelcke [18] vorgenommene Unterteilung den wissenschaftlichen Kriterien unter dem Aspekt des zugrunde liegenden Pathomechanismus gerecht werden, für den klinischen Alltag scheint die Differenzierung entsprechend der von Kühnl et al. [10] vorgenommenen Einteilung sinnvoll und praktikabel, ohne in qualitativer Hinsicht an Bedeutung zu verlieren; und sie wird durch das von Walker [31] erstellte Schema, welches sich an der praktischen Relevanz der Komplikationen für den Patienten orientiert, optimal ergänzt bzw. erweitert. Die Darlegungen in diesem Beitrag fassen die für den Patienten wesentlichen Risiken/unerwünschten Nebenwirkungen zusammen.

Metabolische Risiken/Nebenwirkungen

Das Auftreten einer Laktatämie, einer Hyperkaliämie sowie deutliche Anstiege des freien Hämoglobins im Plasma des Patienten sind einerseits abhängig von der Lagerungsdauer (und diese ist u.a. wiederum abhängig vom verwendeten Stabilisator), gewinnen andererseits aber, wenn überhaupt, erst Relevanz bei Massivtransfusionen. Unter normalen Verhältnissen stellen diese metabolischen Veränderungen kein Problem dar. Vergleichbares gilt auch für eine potentielle Zitratintoxikation, welche stabilisatorbedingt ist und ebenfalls wiederum, wenn überhaupt, beim Erwachsenen erst nach Massivtransfusionen eine eventuelle Bedeutung gewinnt. Demgegenüber stellt sie jedoch im Rahmen einer Austauschtransfusion bei Neugeborenen einen potentiell durchaus bedeutsamen Risikofaktor dar [18].

Die klinische Bedeutung betreffs des Auftretens von (Mikro-)Aggregaten aus agglutinierten Leukozyten, aggregierten Thrombozyten, Fibringerinnseln sowie aus Zelldetritus hat in ihrer Bedeutung entscheidend verloren, nachdem die Komponententherapie mit Abtrennen/Verwerfen des „buffy coat" sich zu einem etablierten Standardverfahren in der Transfusionsmedizin entwickelt hat. Inwieweit darüber hinaus die Verwendung von sog. Mikrofiltern ($\leq 40\ \mu$) tatsächlich in der Lage ist, das Risiko bzw. die Inzidenz pulmonaler Komplikationen zu verringern, ist bis heute nicht eindeutig im Sinne für den Einsatz spezieller Blutfilter entschieden [13]. Es gibt „bisher noch keine prospektiv-randomisierten Studien über Mikrofilter, die dies eindeutig belegen" [7].

Da die für die Lagerung verwendeten Blutbeutel aus PVC-Material bestehen, ist das potentielle Risiko einer Freisetzung von Weichmachern aus diesen Beuteln während und in Abhängigkeit der Lagerungsdauer gegeben. Obgleich selbst schon lange im Gebrauch befindliche Weichmacher, wie z.B. DEHP, im größeren Ausmaß aus dem PVC freigesetzt werden als neuere, wie z.B. TEHT, ist bis heute kein endgültiger Beleg für eine toxische Relevanz im Rahmen der Bluttransfusion gegeben. Wenn dem aber so wäre, dann würde dieser Aspekt nicht nur für die homologe Transfusion von Bedeutung sein, sondern er würde dann mit gleicher Relevanz auch für die autologe Transfusion gelten, da hierfür die gleichen Blutbeutel verwendet werden.

Eine Sonderform der metabolischen Störungen stellt die Hämochromatose dar. Sie betrifft nicht die Patienten mit der Akuttransfusion einiger weniger Konserven oder Patienten mit Massivtransfusionen, sondern sie betrifft die Patientengruppe, bei denen ohne entsprechenden Blutverlust über einen langen Zeitraum hinweg zur Aufrechterhaltung eines adäquaten Hämoglobinwertes regelmäßig einzelne Konserven verabreicht werden (z.B. bei Patienten mit chronischer renaler Anämie). Da bei dieser Gruppe der blutungsbedingte Verlust von Eisen fehlt, kommt es zur Eisenakkumulation im Gewebe, insbesondere in der Leber sowie im Herzen, und die Patienten entwickeln das Bild einer Hämochromatose. Aufgrund der Beeinträchtigung der Organfunktion und der Entwicklung einer Kardiomyopathie verläuft diese Erkrankung ohne entsprechende medikamentöse Normalisierung des Eisenhaushaltes letztendlich tödlich. Die Entwicklung einer transfusionsbedingten Hämochromatose hat jedoch bei den Patienten mit renaler Anämie ganz entscheidend an Bedeutung verloren, seitdem es gelingt, durch die Gabe von Erythropoetin die Erythropoese – und somit den Eisenbedarf – zu stimulieren und den Hämoglobinwert auf den gewünschten Wert anzuheben [15].

Insgesamt ist somit festzustellen, daß die metabolischen Störungen eher unerwünschte Nebenwirkungen als tatsächliche Risiken/Komplikationen darstellen, und daß sie im gleichen Ausmaß auch für die autologe Retransfusion von präoperativ gespendetem Eigenblut bzw. von autologen Erythrozytenkonzentraten (AEK) gelten.

Immunologische Risiken

Die nachfolgende Übersicht faßt die wesentlichen immunologischen Risiken zusammen, die entsprechend ihres Pathomechanismus in Antigen-Antikörper-Reaktionen gegen korpuskuläre Bestandteile einerseits sowie gegen Plasmaproteine andererseits unterteilt werden können.

Immunologische Risiken der homologen Transfusion:
- Akute/verzögerte hämolytische Reaktionen,
- Febrile, nichthämolytische Reaktionen,
- Posttransfusionspurpura,
- Anaphylaktische (Sofort-)Reaktion,
- Urtikarielle Reaktion,
- Graft-versus-host-Reaktion,
- Immunsuppression/Immunmodulation.

Akute/verzögerte hämolytische Reaktionen

Bei der akuten hämolytischen Reaktion handelt es sich in der überwiegenden Mehrzahl der Fälle um eine Unverträglichkeitsreaktion im A-B-0-System [18]. Physiologischerweise beim Empfänger zirkulierende Antikörper verbinden sich mit den transfundierten (Blutgruppen-ungleichen) Spendererythrozyten, und der deraus resultierende Immunkomplex führt u.a. zu einer Aktivierung des Komplementsystems. Je nachdem, ob das Komplementsystem vollständig bis C9 aktiviert wird oder aber unvollständig bzw. primär gar nicht involviert ist, kommt es entweder zum Auftreten einer intravasalen Lyse (vollständige Aktivierung des Komplementsystems) oder aber zur extravasalen, intrahepatischen Lyse (bei unvollständiger Aktivierung des Komplementsystems lediglich bis C3, und bei weiterem Abbau der mit C3b beladenen Erythrozyten durch Makrophagen in der Leber); das Komplementsystem kann an der Interaktion zwischen Empfängerantikörpern und Spendererythrozyten aber auch völlig unbeteiligt bleiben, und der Immunkomplex wird über Fc-Rezeptoren mononukleärer Zellen in der Milz abgebaut – Auftreten einer extravasalen, intralienalen Lyse.

Durch Aktivierung des Komplementsystems wird neben der intravasalen Lyse (mit Auftreten von freiem Hämoglobin im Blut und im Urin) des weiteren aus den Mastzellen auch Histamin sowie Bradykinin freigesetzt. Unabhängig von der Aktivierung des Komplementsystems wird durch das Stroma der Erythrozyten das Kinin-, das Gerinnungs- sowie das Fibrinolysesystem aktiviert, und die daraus resultierenden Veränderungen führen zusammen mit der auftretenden Hämolyse zum klinischen Gesamtbild einer akuten hämolytischen Reaktion. In diesem Zusammenhang ist es wichtig und gilt es zu betonen, daß somit das Ausmaß der Hämolyse per se keine Rückschlüsse auf den Schweregrad der klinischen Symptome erlaubt, da – wie bereits oben erwähnt – beide Reaktionen durch einen unterschiedlichen Pathomechanismus initiiert werden.

Der Schweregrad der akuten hämolytischen Reaktion reicht von relativ unspezifischen Symptomen, wie z.B. Fieber und Frösteln über Kreuz-/Rückenschmerzen bis hin zur Dyspnoe, zum Blutdruckabfall, zum schweren Schockzustand sowie zum Auftreten von Gerinnungsstörungen bis hin zur disseminierten intravasalen Gerinnung. Die Gefahr eines akuten Nierenversagens im Rahmen einer akuten hämolytischen Reaktion ist nicht Folge des Auftretens des freien Hämoglobins im Plasma, sondern wird verursacht durch Blutdruckabfall, Schock bzw. schwere Gerinnungsstörungen [18].

Die Therapie der akuten hämolytischen Reaktion hat sich – neben dem sofortigen Abbrechen der Fehltransfusion – am Schweregrad der klinischen Symptome zu orientieren. In jedem Fall erscheint eine forcierte Diurese (mit Dopaminunterstützung) sowie eine prophylaktische Heparinisierung sinnvoll.

Bei der verzögerten hämolytischen Reaktion, welche zumeist bedingt ist durch Antikörper im Untergruppensystem (Rh, Kell, Duffy, Kidd), finden sich primär entweder keine Antikörper gegen die Spendererythrozyten oder aber die Antikörperkonzentration im Empfänger ist zu gering, als daß es zu einer entsprechenden Antigen-Antikörper-Reaktion von klinischer Relevanz kommen könnte. Vielmehr induzieren die zirkulierenden Erythrozyten erst die Bildung der entsprechenden Antikörper, mit welchen sie dann mit zeitlicher Verzögerung reagieren. Hier kommt es dann im Abstand von 5–7–14 Tagen nach der Transfusion zur Hämolyse mit Hb-Abfall, Auftreten eines Ikterus und evtl. Fieber. Insgesamt ist der Schweregrad der verzögerten hämolytischen (Spät-) Reaktion meist wesentlich blander als das klinische Vollbild einer akuten hämolytischen Reaktion.

Wie bereits oben erwähnt, ist die (akute) hämolytische Reaktion zumeist auf fehlerhaftes Verwechseln im A-B-0-System zurückzuführen. Die Inzidenz wird in der Literatur im Mittel in einer Größenordnung von etwa 1:5000 bis 1:10000 Konserven [18] angegeben. Taswell et al. [26] berichten 1974 in der Analyse der entsprechenden Daten aus der Mayo-Klinik bei insgesamt 62000 Transfusionen über eine Inzidenz von 1:5000; aktuelle Daten aus 1991 geben eine Inzidenz von etwa 1:33000 an [14]. Die Letalität liegt im Mittel in einer Größenordnung von etwa 5–18% und wird entsprechend der Literaturanalyse von Kretschmer et al. (zit. nach [8]) in den Extrema mit Werten von 1:23000 bis 1:77000 Konserven angegeben. Nicht unerwähnt bleiben darf in diesem Zusammenhang, daß ca. die Hälfte aller transfusionsassoziierten Todesfälle durch Inkompatibilitäten im A-B-0-System bedingt ist [19] und daß über 60% aller Transfusionstodesfälle infolge menschlichen Versagens auftreten [19]. Insbesondere sind Patienten mit der Blutgruppe 0 betroffen [19], was jedoch nicht weiter verwunderlich ist, da sie Antikörper gegen die Blutgruppenmerkmale A und B besitzen und somit naturgemäß einem erhöhten Risiko von Inkompatibilitätsreaktionen nach Fehltransfusion ausgesetzt sind.

Febrile, nichthämolytische Reaktionen

Die Häufigkeit febriler, nichthämolytischer Reaktionen wird in der transfusionsmedizinischen Literatur mit 0,5–1% angegeben [18]; bei Patienten, welche bereits bei vorausgegangenen Transfusionen entsprechende Reaktionen zeigten, findet sich eine Häufigkeit in der Größenordnung von etwa 15%. Die Ätiologie ist gegeben durch das Vorhandensein von Antikörpern gegen HLA-Antigene (A, B, C), gegen B-Zell-spezifische Antigene sowie, wenn auch weniger häufig, gegen Granulozyten- bzw. Thrombozyten-spezifische Antigene. Die klinische Symptomatik zeigt sich in einem Temperaturanstieg von mindestens 1°C etwa 30–120 min nach Beginn der Transfusion, begleitet von Kältegefühl, Zittern und Schüttelfrost. Die therapeutische Maßnahme besteht neben dem Abbrechen der Transfusion in einer symptomatischen Behandlung mittels Antipyretika. Bei erneuter Transfusion sollte auf Leukozyten-depletierte Konserven zurückgegriffen werden. Die febrile, nichthämolytische Reaktion kann auch nach der Verabreichung von Thrombozytenkonzentraten auftreten, da diese Präparationen sehr hohe Konzentrationen von Granulozyten enthalten.

Posttransfusionspurpura

Die Posttransfusionspurpura wird in der Literatur als ein selten auftretendes Krankheitsbild nach Bluttransfusionen angegeben und findet sich in über 90%

bei Frauen jenseits des 5. Lebensjahrzehnts [18]. Aufgrund des seltenen Auftretens wird dieses Krankheitsbild zumeist anhand von Einzelfallbeispielen vorgestellt. Kroll et al. [10] berichten in einer umfassenderen Auswertung über klinische und immunologische Untersuchungen bei 38 Patientinnen. Die Ätiologie ist in der Entwicklung bzw. im Vorhandensein von Allo-Antikörpern gegen Thrombozyten (HLA-Antikörper) zu sehen. Dies macht es auch verständlich, warum insbesondere Frauen betroffen sind, da vorausgegangene Schwangerschaften (neben evtl. früheren Transfusionen) zu einer Präimmunisierung und zur Ausbildung dieser Antikörper führen können. Nach Kroll et al. [10] finden sich bei 85% der Patientinnen febrile, nichthämolytische Transfusionsreaktionen in der Anamnese.

Nach Aktivierung des Komplementsystems kommt es zu einer verzögerten Reaktion, welche über 5–10 Tage nach Transfusion „plättchenhaltiger" Präparate zu einem akuten und dramatischen Thrombozytenabfall sowie zum Auftreten einer hämorrhagischen Diathese unterschiedlich schweren Ausmaßes führt. Die Letalität wird mit Werten zwischen 5–20% angegeben [10–18]. Therapeutisch hat sich die hochdosierte intravenöse Gabe von Immunglobulinen (IgG) als erfolgreich erwiesen. Nicht wirksam (und darüber hinaus wesentlich aufwendiger) scheint die Austauschplasmapherese mit Volumenersatz in Form von Humanalbumin; demgegenüber hat sich die Austauschplasmapherese mit *Plasma*substitution als effektiv erwiesen, so daß angenommen wird, daß es nicht der Plasmaaustausch selber ist, welcher den günstigen Effekt zeigt, sondern daß es vielmehr die im applizierten Plasma enthaltenen Immunglobuline sind, welche im Rahmen der mittels Plasma durchgeführten Volumensubstitution diesen positiven therapeutischen Effekt entfalten. Die Transfusion von Thrombozytenkonzentraten bewirkt keinen relevanten Plättchenanstieg, ist jedoch selber mit dem Risiko febriler Transfusionsreaktionen etc. behaftet [10], da diese Präparationen auch sehr leukozytenreich sind.

Anaphylaktische (Sofort-)Reaktion

Die anaphylaktische Sofortreaktion ist ein sehr seltenes Krankheitsbild, welches jedoch mit einer außerordentlich hohen Gefährdung der entsprechenden Patienten einhergeht [18]. Ätiologisch finden sich bei diesen Patienten Antikörper gegen im Spenderplasma gelöste Antigene (Plasmaproteine). Je nachdem, welches auslösende Antigen zur entsprechenden Antigen-Antikörper-Reaktion führt, kommt es z.B. über die Anlagerung von IgE an die Fc-Rezeptoren der Mastzellen zur Freisetzung vasoaktiver Amine sowie zur Aktivierung von PAF. Eine entsprechende Antigen-Antikörper-Reaktion mit Beteiligung von IgG bzw. IgM führt zu einer Freisetzung verschiedener Mediatoren, zur Aktivierung des Arachidonsäurezyklus mit dem Auftreten von Leukotrienen und Prostaglandinen. Klassischerweise findet sich die anaphylaktische Sofortreaktion bei Patienten mit IgA-Mangel, welche aufgrund vorangegangener Transfusionen Antikörper entwickelt haben, die dann bei einer erneuten IgA-haltigen Transfusion zur entsprechenden lebensbedrohlichen Reaktion führen können.

Die klinische Symptomatik zeigt sich bereits nach Applikation weniger Milliliter plasmahaltiger Konserven in einem schlagartigen Ausbruch von Juckreiz, Urtikaria, Flush, ggf. begleitet von Symptomen der Bronchospastik, wie z.B. „Hüsteln", bis hin zur schweren Dyspnoe und Zyanose; Übelkeit, Erbrechen, abdominelle Krämpfe mit spontanem Stuhl- und Urinabgang, Tachykardie, Blutdruckabfall bis hin zu schweren Schockzuständen und ggf. Bewußtlosigkeit vervollständigen diese lebensbedrohliche Sofortreaktion. Die Therapiemaßnahmen bestehen neben dem sofortigen Abbruch der Transfusion in den sich am Schweregrad der Reaktion orientierenden symptomatischen Maßnahmen, bis hin zur Reanimation und intensivmedizinischen Intervention.

Urtikarielle Reaktion

Die urtikarielle Reaktion stellt gewissermaßen die blande Verlaufsform einer anaphylaktischen Sofortreaktion dar; im Gegensatz zur letztgenannten findet sie sich in einer Häufigkeit von 1–3%. Klinisch kommt es lokal oder generalisiert zur Quaddelbildung und zum Juckreiz; die therapeutischen Maßnahmen bestehen in der lokalen oder systemischen Applikation von Antihistaminika. Die urtikarielle Reaktion stellt die *einzige* Transfusionsreaktion dar, bei welcher die Transfusion nicht abgebrochen werden muß [18].

Graft-versus-host-Reaktion

Die Inzidenz dieser lebensbedrohlichen und mit einer sehr hohen Letalität behafteten Komplikation ist äußerst gering, so daß über sie zumeist nur in Form von Einzelfallberichten bzw. im Rahmen von Übersichtsarbeiten berichtet wird. Die Ätiologie/Pathogenese der immunologischen Grundvoraussetzungen für die Entwicklung einer Graft-versus-host-Reaktion wurden 1957 von Simonsen [23] dargelegt und beinhaltet folgende Trias: 1. ein(e) Transplantat/Transfusion, welche(s) immunkompetente Zellen enthält; 2. einen Empfänger mit Antigenen gegen diese immunkompetenten Zellen und 3. einen Empfänger, der nicht in der Lage ist, die immunkompetenten Zellen dieses(r) Transplantates/Transfusion zu eliminieren. Letzteres trifft u.a. für immunsupprimierte onkologische Patienten zu, die nicht in der Lage sind immunkompetente Spenderzellen zu inaktivieren/eliminieren; oder aber für Empfänger, die derartige Zellen nicht als ‚fremd' erkennen, da sie Ähnlichkeiten in den Histokompatibilitätsantigenen mit diesen Zellen aufweisen (z.B. Spenderlymphozyten sind homozygot für einen Haplotypus, den auch der Empfänger aufweist, für welchen letzterer jedoch heterozygot ist – Spenderlymphozyten reagieren dann gegen dieses (heterozygote) Empfängerantigen) [21].
Sie wird somit verursacht durch die (zumeist akzidentelle) Transfusion immunkompetenter Lymphozyten (und ggf. auch Stammzellen), auf immunsupprimierte/immundefiziente Patienten (< 500 Lymphozyten/ml), so daß die autologen Lymphozyten nicht mehr in der Lage sind, die transfundierten homolo-

gen Lymphozyten zu eliminieren. Auch nach Gabe von Erythrozytenkonzentraten [17, 25] bzw. Thrombozytenkonzentraten [6] wurde über das Auftreten von Graft-versus-host-Reaktionen bei immunkompetenten Patienten berichtet. Klinisches Leitsymptom ist das Auftreten einer Hepatitis begleitet von allergieartigen Symptomen, von klinischen Zeichen einer Infektion sowie einer Knochenmarksdepression. Eine kausale Therapie der Graft-versus-host-Reaktion gibt es nicht, jedoch läßt sich durch die prophylaktische Bestrahlung potentiell lymphozytenhaltiger Blutkomponenten vor der Transfusion diese Reaktion verhindern; denn durch die Bestrahlung wird die Replikationsfähigkeit der homologen Lymphozyten größtenteils verhindert, ohne daß die Lymphozyten, Leukozyten oder Erythrozyten jedoch selber in ihrer Funktion beeinträchtigt würden [18].

Und es ist u. a. nicht zuletzt das Risiko einer Graft-versus-host-Reaktion bei gerichteter Verwandten-/Elternspende (ohne evtl. Bestrahlung des Blutproduktes) [17], welches – neben den sonstigen Risiken der homologen Transfusion, und als solche ist die Verwandtenspende zu sehen – ein gewichtiges Argument gegen diese Sonderform der homologen Transfusion darstellt.

Immunsuppression/Immunmodulation

Ein weiterer Aspekt kritischer Betrachtungsweise der homologen Transfusion sind deren möglichen immunsupprimierenden bzw. immunmodulierenden Effekte [1]. Es würde den Rahmen dieser Übersichtsarbeit bei weitem sprengen, hierauf im Detail einzugehen. Dies um so mehr, da die bisher in prospektiv-randomisierten Studien vorgelegten Daten betreffs der erhöhten Inzidenz von Metastasen/Rezidiven – insbesondere beim kolorektalen Karzinom – nach homologer Transfusion keineswegs einheitlich und somit überzeugend sind. In einer Meta-Analyse [30] der Literaturdaten (aus 11 Studien bei insgesamt 961 Patienten) ergibt sich ein diesbezüglich nur um 37% erhöhtes Risiko. Werden alle zu diesem Thema (kolorektales Karzinom – Fremdblutgabe) mitgeteilten Studien herangezogen, so findet sich folgende Tatsache: 3091 Patienten aus Studien mit diesbezüglich nachteiligem Transfusionseffekt stehen 3116 Patienten aus Studien gegenüber, die keinen entsprechenden Effekt der homologen Transfusion nachweisen können [30].

Des weiteren werden in der Literatur Ergebnisse aus retrospektiven Analysen [4, 16] sowie aus prospektiven Studien [27] mitgeteilt, die hinsichtlich des allgemeinen perioperativen Infektionsrisikos bei homologer Transfusion eine deutlich erhöhte und klinisch relevante Infektionsrate belegen im Vergleich zur autologen Transfusion. Vamvakas et al. [29] berichten in einer retrospektiven Analyse bei 569 AIDS-Patienten ohne AZT-Behandlung über eine signifikant kürzere Überlebensrate, wenn diese binnen der ersten 3 Monate nach Ausbruch der Erkrankung mit homologen Erythrozytenkonzentraten transfundiert wurden; und Sloand et al. [24] beschreiben – ebenfalls anhand einer retrospektiven Auswertung – eine erhöhte Inzidenz opportunistischer Infektionen bei immunsupprimierten HIV-Patienten (CD4 Lymphozyten <250 Zellen pro ml) bei vorausgegangenen Bluttransfusionen.

Infektionsrisiken

Die Infektionsrisiken durch homologe Transfusionen (s. Übersicht) und hierbei insbesondere die Übertragung viraler Infektionen (Hepatitis, AIDS) stellen in der breiten Öffentlichkeit *das* Risiko der homologen Transfusion schlechthin dar; wie aus den oben gemachten Angaben jedoch bereits erkennbar, zumindest teilweise zu Unrecht. Die Übersicht faßt die potentiellen Infektionsrisiken der homologen Transfusion zusammen [20], wobei jedoch wegen der klinischen Relevanz im Rahmen dieser Übersichtsarbeit lediglich auf die Posttransfusionshepatitis, auf die Zytomegalie-/Epstein-Barr-Virusinfektion sowie auf das Risiko einer HIV-Infektion ausführlicher eingegangen wird.

Infektionsrisiken der homologen Transfusion:
- Posttransfusionshepatitis (PTH):
  - PTH-B,
  - PTH-NANB (HCV),
- CMV u. EBV,
- HIV,
- Syphilis,
- Bakterielle Kontamination – Endotoxine – Sepsis durch psychrophile Keime (Pseudomonas aeruginosa, Citrobacter freundii, Yersinia enterocolica),
- Malaria.

Generell gilt, daß die qualifizierte Spenderauswahl und Untersuchung sowie die laborchemischen Screeningverfahren, wie sie in den entsprechenden Richtlinien von BÄK und BGA [32] niedergelegt sind, zu einer kontinuierlichen Verminderung der Infektionsrisiken geführt haben – auch wenn der durch die Medien erweckte Eindruck in der breiten Öffentlichkeit ein anderer sein mag.

Posttransfusionshepatitis

Die Hepatitis A spielt aufgrund ihres Übertragungsweges innerhalb der Transfusion keine Rolle. Demgegenüber werden ca. 90 % der Posttransfusionshepatitiden durch das Hepatitis-C-Virus (HCV) hervorgerufen (PTH-C bzw. NANB-Hepatitis). Während bei der PTH-B 90–95 % aller Infektionen ohne Residuen ausheilen, gehen bei der PTH-C etwa 50 % aller stattgehabten Infektionen in einen chronischen Verlauf über; davon entwickeln etwa 40 % (=ca. 20 % des Ausgangskollektiv) eine chronisch aktive Hepatitis und wiederum 20 % dieser Patienten mit chronisch aktivem Verlauf (entspricht etwa $\leq 5\%$ der initial mit HCV infizierten Patienten) entwickeln eine Leberzirrhose bzw. laufen Gefahr, an einem Leberkarzinom zu erkranken [2]. Auf das auch nach Anwendung der zur Zeit möglichen Screeningmethoden verbleibende Restrisiko einer transfusionsvermittelten Hepatitis wird weiter unten ausführlich eingegangen (Tabellen 1, 2).

Zytomegalie und infektiöse Mononukleose

Der Durchseuchungsgrad bei Blutspendern in der Bundesrepublik mit dem Zytomegalievirus (CMV) liegt bei etwa 50–60% und derjenige mit dem Epstein-Barr-Virus (EBV) bei etwa 90%. Während die Primärinfektion von CMV sowie von EBV bei immunkompetenten Personen im allgemeinen problemlos unter dem klinischen Bild einer infektiösen Mononukleose abläuft, kann es bei immunsupprimierten Patienten sowie bei Frühgeborenen zu schweren, bisweilen tödlich verlaufenden CMV-Infektionen kommen. Im Gegensatz zur CMV-Infektion mittels Blutkonserven spielt dieser Infektionsmodus für EBV aufgrund der bereits primär bestehenden hohen Durchseuchungsrate von etwa 90% keine wesentliche Rolle. Aus diesen Gründen wird im Rahmen der Spenderauswahl bzw. der serologischen Untersuchungen die entsprechende Labordiagnostik betreffs CMV-Antikörper auch nur fakultativ bei geplanter Transfusion für die oben genannten Risikopatienten durchgeführt [18].

AIDS

Das Human-Immun-Deficiency-Virus (HIV) gehört zur Gruppe der Retroviren. Es ist nicht zuletzt das potentielle Risiko einer transfusionsvermittelnden HIV-Infektion, welches in weiten Kreisen der Bevölkerung zu einer Phobie gegen homologe Blutkomponenten geführt hat. Entsprechenden Angaben in der Literatur zufolge [3, 28] sind etwa 2% aller HIV-Infektionen durch Blut- bzw. Blutderivate verursacht (die HIV-Infektionen bei Hämophilen sind hierbei außer Acht gelassen). Die Latenz zwischen HIV-Infektion und Serokonversion liegt zwischen 4–6 Wochen und 6 Monaten (zu diesem Zeitpunkt sind $\geq 95\%$ aller HIV-Infizierten sero-positiv); und nach wie vor ist die Letalität mit 100% zu beziffern.

Um die potentiellen Infektionsrisiken betreffs Hepatitis – PTH-B sowie PTH-C – und AIDS auf eine sachliche Grundlage zu stellen, werden nachfolgend die in der Literatur mitgeteilten Restrisiken sowie die daraus tatsächlich für die Bundesrepublik Deutschland zu befürchteten transfusionsvermittelten Infektionen dargelegt (Tabellen 1, 2). Das potentielle Infektionsrisiko homologer Blutkomponenten wird zum einen bestimmt durch die Qualität der Spenderauswahl, welche innerhalb des transfusionsmedizinischen Bereiches eine

Tabelle 1. Prävalenz, diagnostische Lücke sowie geschätztes Restrisiko. (Nach Kubanek et al. [11] – DRK Blutspendedienst Baden-Württemberg)

Virusrestrisiko	Prävalenz	Diagnostische Lücke	Geschätztes Restrisiko
HIV	2/100000	45 Tage	1:500000–1:1 Mio.
HBV	40/100000	8–45 Tage[a]	1:50000
HCV	100/100000[b]	90–120 Tage	<1:5000

[a] ‚Low-lewel-Carrier' <0,5 ng/ml.
[b] RIBA-2-reaktive Spenden.

Tabelle 2. Virusbelastung, infektiöse Konserven, Erkrankungsrisiko und Sterblichkeit bei 600000 homologen Blutkonserven/Jahr. (Nach Sibrowski et al. [22])

Virus	Restrisiko pro Blutkonserve	Anzahl infektiöser Blutkonserven	Erkrankungsrisiko		Sterblichkeit	
			[%]	n	[%]	n
HIV	600000	1	100	1	100	1
HBV	50000	12	10	1,2	5	0,6
HCV	20000	30	50	15	10	3
Gesamt	600000 Konserven	43		17,2		4,6

→ 4,6 „infektiöse" Todesfälle/600000 homologe Blutkonserven.

äußerst wichtige ärztliche Aufgabe darstellt, und nach festgelegten Kriterien entsprechend der von BGA und BÄK herausgegebenen Richtlinien für die Blutgruppenbestimmung und Bluttransfusion [32] zu erfolgen hat. Darüber hinaus geht die Prävalenz der entsprechenden Infektionsmarker in der Bevölkerung/bei den homologen Spendern in die Risikobewertung ein; hierbei zeigt sich, daß die Mehrfachspender insgesamt eine niedrigere Prävalenz der entsprechenden Risiken aufweisen als die Erstspender [5, 11]. Und schließlich sind es Sensitivität und Spezifität der zur Verfügung stehenden bzw. eingesetzten diagnostischen Maßnahmen, welche zum frühestmöglichen Zeitpunkt (Verkürzung der seronegativen Lücke) den Nachweis einer (stattgehabten) Infektion erkennen lassen. Gerade die Posttransfusionshepatitis ist ein sehr gutes Beispiel dafür, wie durch die Fortentwicklung serologischer Screeningverfahren – zusammen mit sorgfältiger Spenderauswahl – die Inzidenz vom zweistelligen Prozentbereich (in den 70er Jahren) über den 0,5–1%-Bereich Ende der 80er Jahre in den Promillebereich gesenkt werden konnte (s. unten). Seit Einführung des HIV-Testes – obligatorisch seit dem 1. 10. 1985 – ist die HIV-Prävalenz insbesondere bei den Erstspendern ganz eindeutig zurückgegangen. Der ursprünglich 15- bis 30fache Unterschied in der Prävalenz von Mehrfach- und Erstspendern bzw. zwischen solchen aus ländlichen Gebieten im Vergleich zu Spendern aus urbanen Gebieten (wie z.B. West-Berlin) hat sich dadurch nahezu egalisiert [5].

In Tabelle 1 sind entsprechend der von Kubanek et al. [11] gemachten Aussagen Prävalenz, diagnostische Lücke sowie Restrisiko für die klinisch bedeutsamen und „publikumsinteressanten" Infektionen (HIV, HBV sowie HCV) für den „ländlichen" Bereich des DRK-Blutspendedienst Baden-Württemberg vergleichend gegenübergestellt, und Tabelle 2 zeigt anhand der von Sibrowski et al. [22] vorgelegten Daten die entsprechende Virusbelastung, das daraus resultierende Erkrankungsrisiko sowie die Mortalität für den Spendebereich der staatlich-kommunalen sowie universitären Blutspendedienste in der Bundesrepublik. Somit ergibt sich für die HIV- plus HCV- plus HBV-Infektionen ein Gesamterkrankungsrisiko von 17,2 Patienten für 600000 Blutkonserven pro Jahr; und daraus errechnet sich entsprechend den unterschiedlichen Krankheitsverläufen bzw. der daraus resultierenden Mortalität eine „infektiöse Gesamtmortalität" für diese drei Virusarten von 4,6 zu 600000, d.h. ca. 1:130000. Inwieweit eine Bereinigung dieser Mortalitätsrate vorgenommen werden sollte bzw. darf (5-Jahres-Sterblichkeitsrate durch Grunderkrankung) [22], soll jedem einzelnen überlassen bleiben. Es mag zwar unbestritten bleiben, daß etwa die Hälfte dieser mittels homologer Transfusion infizierten Patienten die nächsten 5–8 Jahre infolge des Grundleidens nicht überlebt und somit den Ausbruch der Erkrankung nicht mehr erlebt, jedoch stellen sie für ihre Kontaktpersonen im sozialen Umfeld durchaus eine Infektionsgefährdung dar, so daß meines Erachtens nach die infektiöse Gesamtmortalität für diese drei Virusarten von initial 1:130000 nicht „beschönigt" bzw. „schön gerechnet" werden sollte.

Nach Kühnl et al. [12] werden in der BRD „seit Einführung des HIV-Testes 1985 bei nahezu 5 Mio. Blutübertragungen auf ca. 1 Mio. Patienten jährlich nur durchschnittlich 3 von insgesamt 3000 HIV-Neuinfektionen durch Blutprodukte verursacht". Um einen „marginalen Sicherheitsgewinn von vielleicht 1–2 verhüteten Transfusions-AIDS-Fällen pro Jahr" zu erreichen, müßten für die entsprechenden serologischen Untersuchungen zusätzliche Kosten von ca. 300 Mio. DM für 5 Mio. Spenden erbracht werden [12]. Diese Zahlen mögen die Problematik der Kosten-Nutzen-Analyse im Rahmen der homologen Transfusion aufzeigen; sie sind andererseits aber das beste Argument für die Intensivierung und für den Einsatz alternativer Verfahren, wie sie z.B. die verschiedenen apparativen und pharmakologischen Möglichkeiten der Autologen Transfusion für Teilbereiche der Bluttransfusion darstellen (können). Dennoch gilt: „Eine absolute Sicherheit gibt es nicht" [9].

Literatur

1. Alexander JW (1991) Transfusion-induced immunmodulation and infection. Transfusion 31:195–196
2. Beasley RP (1984) Epidemiology of hepatocellular carcinoma. In: Vyas GN et al. (eds) Viral hepatitis and liver diseases. Orlando, p 209
3. Bundesgesundheitsamt (1993) Bericht des AIDS-Zentrum des Bundesgesundheitsamtes über aktuelle epidemiologische Daten. AIDS-Forschung (A/IFO) Heft 4:220–224
4. Fernandez MC, Gottlieb M, Menitove JE (1992) Blood transfusion and postoperative infection in orthopedic patients. Transfusion 32:318–322
5. Glück D, Vornwald A, Gossrau E, Kubanek B (1990) HIV-prevalence in blood donors in urban and in rural areas of the Federal Republic of Germany. Blut 60:304–307
6. Grishaber JE, Birney SM, Strauss RG (1993) Potential for transfusion–associated graft-versus-host-disease due to apheresis plateletes matched for HLA class I antigens. Transfusion 33:910–914
7. Hitzler W (1993) Der gegenwärtige Stand der Blutfiltration – Grundlagen und klinische Bedeutung von Leucozytendepletions- und Mikroaggregatfiltern bei Bluttransfusion. Anästhesiol Intensivmed Notfallmed Schmerzther 28:341–351
8. Kretschmer V (1992) Aktuelle Aspekte zur praeoperativen Eigenblutspende von juristischer Tragweite (Editorial). Infusionsther 19:53–55
9. Kretschmer V (1993) Eine absolute Sicherheit gibt es nicht (Der ‚AIDS-Skandal' aus der Sicht eines Transfusionsmediziners). Dtsch Ärztebl 90:B2373–B2375
10. Kroll H, Kiefel V, Mueller-Eckhardt C (1993) Posttransfusionelle Purpura: Klinische und immunologische Untersuchungen bei 38 Patientinnen. Infusionsther Transfusionsmed 20:198–204
11. Kubanek H, Cardoso M, Glück D, Koerner K (1993) Das Risiko einer Infektionsübertragung durch Blutkomponenten. Infusionsther Transfusionsmed 20:54–59

12. Kühnl P, Löliger C (1993) Transfusions-assoziierte HI-Virursinfektionen in der Haemo-
therapie. Vortrag 3. Mikrobiol.-Infektiol. Symposium, Berlin 1993
12.a Kühnl P (1993) Transfusionsrisiken, Komplikationen von Massivtransfusionen. DGTI-
Fortbildungsseminar für Anästhesisten. Hamburg 1993
13. Lauterjung KL (1984) Gesichertes und Ungesichertes bei der Anwendung von Mikrofiltern bei der Bluttransfusion. In: Kalff G (Hrsg) Beiträge zur Intensiv- und Notfallmedizin.
Karger, Basel, 122–140
14. Linden JV, Paul B, Dressler KP (1992) A report of 104 transfusion errors in New York
State. Transfusion 32:601–606
15. Macdougall JC, Hutton RD, Cavill J et al. (1990) Treating renal anaemia with recombinant human
erythropoietin: practical guidelines and a clinical algorhythm. Br Med J 300:655–659
16. Murphy P, Heal JM, Blumberg N (1991) Infection or suspected infection after hip replacement
surgery with autologous or homologous blood transfusions. Transfusion 31:212–217
17. Petz LD, Calhoun L, Yam P et al. (1993) Transfusion-associated graft-versus-host disease
in immunocompetent patients: report of a fatal case associated with transfusion of blood from a
second degree relative, and a survey of predisposing factors. Transfusion 33:742–750
18. Roelcke D (1988) Komplikationen und Nebenwirkungen von Bluttransfusionen. In: Mueller-Eckhardt C (Hrsg) Transfusionsmedizin. Springer, Berlin Heidelberg New York Tokyo, 554–589
19. Sazama K (1990) Reports of transfusion-associated deaths: 1976 through 1985. Transfusion
30:583–590
20. Seidl S, Kühnl P (1988) Durch Bluttransfusionen übertragbare Infektionskrankheiten. In:
Mueller-Eckhardt C (Hrsg) Transfusionsmedizin. Springer, Berlin Heidelberg New York
Tokyo, 592–611
21. Shivdasani RA, Anderson KC (1993) Transfusion-associated graft-versus-host disease:
scratching the surface (editorial). Transfusion 33:696–697
22. Sibrowski W, Penner M, Kühnl P (1993) Transfusions-bedingte Virusinfektionen: Wie
groß ist das Restrisiko. Infusionsther Transfusionsmed 20 (Suppl. 2):4–9
23. Simonsen M (1957) The impact on the developing embryo and newborn animal of adult
homologous cells. Acta Pathol Microbiol Scand 40:480–500
24. Sloand E, Kumar P, Klein HG et al. (1994) Transfusion of blood components to persons
infected with human immunedeficiency virus type 1: relationship to opportunistic infection.
Transfusion 34:48–53
25. Suzuki K, Akiyama H, Takamoto S et al. (1992) Transfusion-associated graft-versus-host-
disease in a presumably immunocompetent patient after transfusion of stored packed red
cells. Transfusion 32:358–360
26. Taswell HF, Smith AM, Sweat MA, Pfaff KJ (1974) Quality control in the blood bank. A
new approach. Am J Clin Pathol 62:491–495
27. Triulzi DJ, Vanek K, Ryan DH, Blumberg N (1992) A clinical and immunological study of
blood transfusion and postoperative bacterial infection in spinal surgery. Transfusion
32:517–524
28. U.S. Department of Health and Human Services – Public Health Service – Center for
Disease Control and Prevention (1993) HIV/AIDS-Surveillance Report 5:1–18
29. Vamvakas E, Kaplan HS (1993) Early transfusion and length of survival in acquired immu-
ne deficiency syndrome: experience with a population receiving medical care at a public
hospital. Transfusion 33:111–118
30. Vamvakas E, Moore SB (1993) Perioperative blood transfusion and colorectal cancer recurrence: a qualitative statistical overview and meta-analysis. Transfusion 33:754–765
31. Walker RH (1987) Special report: Transfusion risks. Am J Clin Pathol 88:374–378
32. Wissenschaftlicher Beirat der Bundesärztekammer und von Bundesgesundheitsamt: Richtlinien zur Blutgruppenbestimmung und Bluttransfusion. DÄV Köln 1992

Stellenwert der Eigenbluttransfusion im Rahmen fremdblutsparender Maßnahmen

H.-H. Mehrkens

In der operativen Medizin haben fremdblutsparende Maßnahmen eine wachsende Bedeutung erlangt. Dabei spielt die Eigenblutversorgung eine vornehmliche Rolle. In diesem Zusammenhang ist jedoch vorab grundsätzlich festzustellen, daß bei der Verfolgung fremdblutsparender Maßnahmen die Betonung nicht in erster Linie darauf liegen sollte, so viel Eigenblut wie möglich herzustellen, sondern primär sollten die Bemühungen darauf gerichtet sein, Blutübertragungen überhaupt zu vermeiden; d. h., es gilt, zuerst den operativen Blutverlust zu minimieren und in zweiter Linie die „Reservekapazitäten" der Blutverdünnung im Sinne einer „normovolämischen normoxischen Anämie" auszuschöpfen; erst danach kommen schließlich die Maßnahmen der Eigenblutversorgung in Frage. Sie sollen im folgenden näher beleuchtet werden.

Als erstes erhebt sich die Frage, was von einer Eigenblutversorgung grundsätzlich in Bezug auf die Einsparung von Fremdblut bei blutverlustreichen Operationen erwartet werden kann? Die Meinungen hierzu sind offenbar höchst unterschiedlich: So begrenzen nach Glück et al. „patientenindividuelle Risiken aus Eigenblutentnahme und -transfusion die Anwendbarkeit eines Eigenblutkonzeptes auf wenige einzelne Patienten" [3]; auf der anderen Seite belegen die klinischen Erfahrungen inzwischen, daß es bei konsequenter Nutzung der gegebenen Möglichkeiten gelingt, den Fremdblutbedarf insgesamt drastisch einzuschränken [2, 10]. Diese Diskrepanz wird nur zum Teil erklärlich durch unterschiedliche Betrachtungsweisen des Transfusionsmediziners auf der einen und des vor Ort im Operationssaal tätigen Klinikers auf der anderen Seite. Generell kann man wohl davon ausgehen, daß sich mit Hilfe eines umfassenden und konsequenten Eigenblutprogrammes mindestens 30–40 % des herkömmlichen homologen Transfusionsbedarfs einsparen lassen.

Über den Verbreitungsgrad der verschiedenen autologen Transfusionstechniken geben drei Umfrageergebnisse Aufschluß [4, 7, 12], die allerdings nicht den aktuellen Stand, sondern die Verhältnisse vor ca. 3–4 Jahren widerspiegeln.

Daraus wird deutlich, daß die Eigenblutspende die am häufigsten eingesetzte Methode ist, gefolgt von der unmittelbar präoperativen Hämodilution. Die maschinelle Autotransfusion, d. h. Aufbereitung und Retransfusion des Wundblutes, wird in etwas geringerem Umfang praktiziert, wohingegen die Spezialform der Blutspende als Plasmapherese zur Gewinnung von autologem Frischplasma den geringsten Verbreitungsgrad besitzt. Es ist zu vermuten, daß die Relation der einzelnen Techniken zueinander auch gegenwärtig Gültigkeit hat, der An-

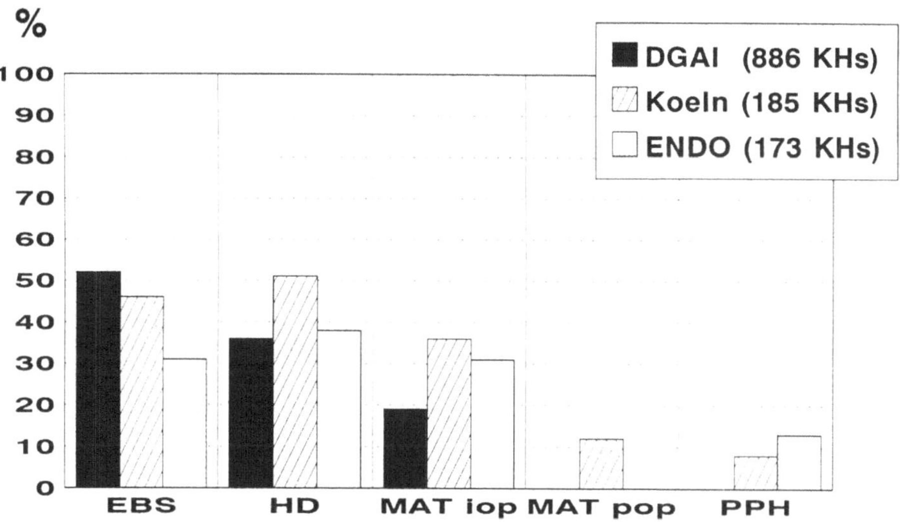

Abb. 1. Autologe Transfusionspraxis in Deutschland (alte Bundesländer 1990/91)

teil der Krankenhäuser, die eine Eigenblutversorgung anbieten und praktizieren, insgesamt aber deutlich angestiegen sein dürfte.

Die eingangs geäußerte Überlegung, prinzipiell die Vermeidung von Bluttransfusionen der Herstellung möglichst vieler Eigenblutkomponenten voranzustellen, führt zwangsläufig dazu, die Hämodilution nicht nur als gezielte Einzelmaßnahme (unmittelbar vor einer Operation) zu betrachten, sondern als allgemein verbindliches Grundprinzip einer Gesamtkonzeption der Eigenblutversorgung im angesprochenen Sinne einer „normovolämischen normoxischen Anämie" aufzufassen.

Die hier angegebenen Bereiche der Hämoglobinkonzentrationen sind als Richtwerte zu verstehen, die natürlich jeweils an die spezifischen Gegebenheiten des einzelnen Patienten individuell angepaßt werden müssen. Generell kann jedoch festgestellt werden, daß im Gegensatz zu dem früher gültigen „Dogma" einer zwingenden Transfusionsindikation bei einer Hämoglobinkonzentration unter 10 g/dl heute Hämoglobinkonzentrationen bis ca. 7,5 g/dl bei

Abb. 2. Grundprinzip Hämodilution = normovolämische normoxische Anämie

cHb [g/dl]		Beurteilung
12 - 17	⇨	NORMAL
10 - 12	⇨	OPTIMAL
7,5 - 10	⇨	TOLERABEL
6 - 7,5	⇨	KRITISCH
< 6	⇨	BEDROHLICH

Patienten ohne wesentliche Vorerkrankungen auch in der postoperativen Periode ohne weiteres akzeptiert werden [1, 9, 13]. Unabdingbar bei einer solchen Vorgehensweise ist aber die Einhaltung von Normovolämie und Normoxie [14].

Die Frage nach den Anwendungsmöglichkeiten autologer Transfusionstechniken läßt sich relativ einfach beantworten.

Generell kommt eine umfassende Eigenblutversorgung für sämtliche elektiven Operationen in Frage, unabhängig von der jeweiligen Fachdisziplin. Dabei ist unstrittig, daß es gewisse Präferenzen für die kardiovaskuläre und die orthopädische Chirurgie gibt. Einschränkungen einer globalen Anwendung resultieren zum einen aus der Tatsache, daß bei Notfällen naturgemäß eine Vorbereitung durch längerfristige Spendemaßnahmen nicht möglich ist, und auf der anderen Seite daraus, daß sich bei bakteriell oder tumorzellkontaminiertem Wundgebiet eine Aufbereitung und Retransfusion des Wundblutes verbietet; d. h., auch bei eingeschränkten Einsatzmöglichkeiten sind durchaus noch Optionen offen, die eine deutliche Minderung des Fremdblutverbrauches bewirken können. So wird z. B. gerade in Notfällen sehr effektiv die maschinelle Autotransfusion eingesetzt, während andererseits z. B. Tumorpatienten sehr wohl zur Eigenblutspende herangezogen werden können. Letzteres geschieht vor allem auch im Hinblick auf die in der Diskussion stehenden immunologischen Probleme, die mit Fremdbluttransfusionen verbunden sein können.

Neben den Operationstyp-bedingten Einschränkungen für die breite Anwendung der autologen Transfusionstechniken sind auch bestimmte Kontraindikationen – global oder auch bezogen auf Einzelverfahren – aufgrund des Patientenstatus zu berücksichtigen.

Auch autologe Transfusionsverfahren sind nicht gänzlich risikofrei. Daher müssen bestimmte Kontraindikationen beachtet werden, die aber erfahrungsgemäß in der klinischen Praxis ganz allgemein in absoluten Zahlen nur in geringem Umfang zu Buche schlagen; denn ganz generell kann nach dem von dem australischen Hämatologen Isbister geprägten Grundsatz „Operationsfähigkeit bedeutet in der Regel auch Spendetauglichkeit" [6] verfahren werden, d. h., ein für einen geplanten Eingriff operationsfähiger Patient kann grundsätzlich auch zu einer Eigenblutspende herangezogen werden. Bedeutsame Einschränkungen aufgrund von Vorerkrankungen ergeben sich vor allem bei Anämie und hypovolämischen Zuständen sowie jeder Art von dekompensierten Organfunktionsstörungen. Dafür kommen insbesondere gravierende Einschränkungen kardialer (z. B. Koronarinsuffizienz, myokardiale Insuffizienz) und pulmonaler Natur (globale respiratorische Insuffizienz) in Betracht.

Tabelle 1. Indikation autologer Transfusionstechniken nach Operationstyp

	HD	MAT	PPH	EBS
Elektiv	+	+	+	+
Notfall	+	+	–	–
Septisch	+	–	+	+
Tumor	+	–	+	+

Tabelle 2. Kontraindikation autologer Transfusionstechniken aufgrund von Vorerkrankungen

Spende	Wundblutaufbereitung
• Volumenmantel	• Kontamination
• Anämie	– Bakterien
• Eiweißmangel	– Maligne Zellen
• Hochgradige Einschränkungen (z.B. kardial/pulmonal)	
• Gerinnungsstörung	
• Allgemeiner Infekt/Sepsis	

OP-fähig = spendetauglich.
Keine Altersgrenze (RKU: 5–92 J.).

Will man nun die einzelnen autologen Verfahrenstechniken hinsichtlich der Effizienz in Bezug auf die Einsparung von Fremdblut bewerten, so konnten Lorentz et al. [12] in einer prospektiven Studie bei Hüftendoprothesen-Operationen zeigen, daß die größte Einsparung von Fremdblut mit präoperativen Eigenblutspenden zu erreichen ist.

Auffallenderweise scheinen in dieser Untersuchung diejenigen Patienten am ungünstigsten abzuschneiden, bei denen als einzige autologe Transfusionsmaßnahme eine unmittelbar präoperative Hämodilution durchgeführt wurde. Hierbei handelte es sich jedoch wohl um einen eher zufälligen Effekt, da sich dieser Befund gegenüber der Kontrollgruppe nicht statistisch sichern ließ. Aus dieser Untersuchung wird weiterhin ersichtlich, daß von den verschiedenen autologen Transfusionstechniken durchaus unterschiedliche Effekte bezüglich der Fremdbluteinsparung zu erwarten sind.

Wie nützlich die Kombination verschiedener autologer Transfusionstechniken bei Operationen mit größeren Blutverlusten ist, zeigt eine schon etwas ältere Untersuchung von Hansen [5].

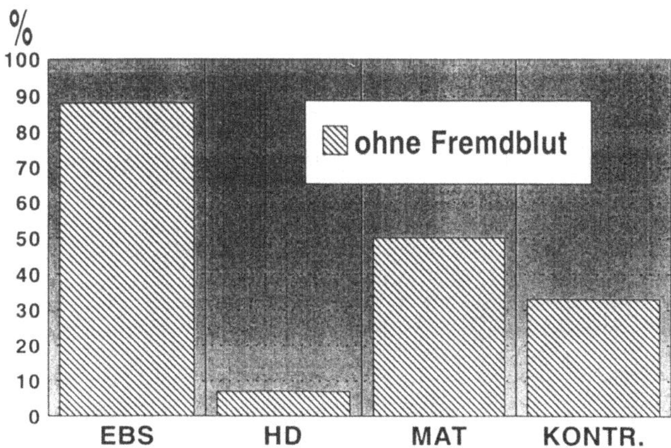

Abb. 3. Hüft-TEP (n=64) ohne Fremdblut. (Nach Lorentz et al. [8])

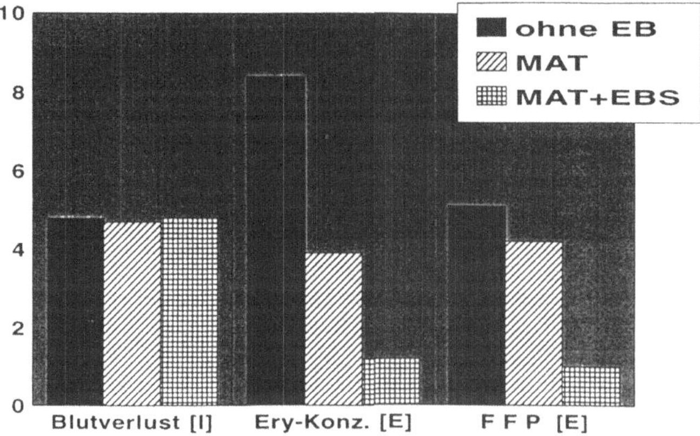

Abb. 4. Homologer Blutersatz bei Skolioseoperationen (n = 52). (Nach Hansen et al. [5])

Hieraus wird deutlich, daß der Fremdblutbedarf durch die maschinelle Autotransfusion allein um etwa die Hälfte reduziert werden konnte und daß bei Patienten mit zusätzlichen Eigenblutspenden noch einmal eine Reduzierung um weitere zwei Drittel resultierte. Darüber hinaus ließ sich auch eine drastische Einschränkung des Frischplasmaverbrauchs nur bei den Patienten erzielen, die präoperativ Eigenblut gespendet hatten.

Basierend auf dem Grundprinzip der normovolämischen Anämie haben wir in unserem Krankenhaus, der Orthopädischen und Neurologischen Universitätsklinik in Ulm, vor nunmehr schon fast 10 Jahren ein umfassendes Gesamtkonzept der autologen Transfusion etabliert. Orientiert an den Erfahrungswerten zu erwartender Blutverluste bei den verschiedenen Operationsarten kommen in einem überschaubaren Stufenplan die diversen autologen Transfusionstechniken einzeln oder in ihrer Gesamtheit zur Anwendung [10, 11].

Bei Blutverlusten bis zu einem Liter ($\approx$ bis zu ca. 20% des Blutvolumens) werden ausschließlich künstliche Kolloide – in der Regel Polygelin – eingesetzt. Gegebenenfalls wird darüber hinaus noch zusätzlich unmittelbar präoperativ eine isovolämische Hämodilution durchgeführt. Letzteres geschieht v.a. auch unter dem Gesichtspunkt einer Thromboembolieprophylaxe mit der Folge, daß dieses Hämodilutionsblut relativ häufig nicht retransfundiert wird.

Der erste Schritt der Hämodilution in Verbindung mit dem kolloidalen Volumenersatz wird auf der zweiten Stufe – bei Blutverlusten bis zu ca. 2,5 l ($\approx$ bis

Maßnahme	Blutverlust	Blutersatz
EBS	>2500 ml	AEK
MAT		AgEK
	<2500 ml	
PPH		AFFP
HD	<1000 ml	KOL/AWB

Abb. 5. Nach Blutverlusten abgestufte Ersatztherapie im Konzept der autologen Transfusion des RKU

zu ca. 50% des Blutvolumens) – ergänzt durch die intra- und postoperative maschinelle Aufbereitung des Wundblutes. Alle Patienten dieser Gruppe werden – soweit es sich um geplante Elektiveingriffe handelt – mit einer oder zwei Plasmaspenden in Form einer maschinellen Plasmapherese vorbereitet. Pro Spendetermin werden dabei jeweils 900 ml Frischplasma gewonnen, das in Einzelbeuteln à 300 ml portioniert, sofort tiefgefroren und dann in der hauseigenen autologen Blutbank bis zum Operationstermin gelagert wird. Im Gegensatz zur Konservierung roter Zellen unterliegt das Plasmaprädeposit keiner engen zeitlichen Begrenzung, so daß die Plasmaspende ohne unmittelbare Bindung an einen fest terminierten Operationszeitpunkt erfolgen kann.

Lediglich ein vergleichsweise geringerer Teil unserer Patienten bedarf dann darüber hinaus auch noch zusätzlicher Erythrozytenspenden, nämlich dann, wenn der erwartete Blutverlust ca. 2,5–3 l (≈ mehr als 50% des Blutvolumens) übersteigen wird. Eine solche Erythrozytenspende führen wir heute gleichfalls auf maschinellem Wege unter Verwendung des Plasma-Ery-Saversystems PES der Firma Haemonetics durch, wobei im Rahmen eines Spendetermines zusätzlich zu den Plasmaeinheiten jeweils 1–2 Erythrozytenkonzentrate gewonnen werden, die dann mit Hilfe des Langzeitstabilisators PAGGS Mannitol bis zu 7 Wochen lagerfähig sind.

Die Effektivität unserer Konzeption unterstreicht Tabelle 3.

In dieser Übersicht sind für einen Zeitraum von ca. 8 Monaten die geplanten blutverlustreichen Wahloperationen zusammengestellt. Bei Blutverlustraten, die alle mindestens 1,5 l betrugen, konnten sämtliche Patienten, die eine Knie- oder Hüftendoprothese erhielten sowie Patienten mit einer dorsalen Wirbelsäulenspondylodese, ausschließlich mit autologen Blutprodukten versorgt werden. Lediglich in der Patientengruppe mit Hüftendoprothesenwechsel-Operationen, bei denen es sich in 15% der Fälle um „septische" Eingriffe handelte, waren bei 3 Patienten (=6,5%) zusätzlich zu den autologen auch homologe Blutprodukte erforderlich, da bei diesen Patienten eine maschinelle Wundblutaufbereitung nicht möglich war. Daraus resultierte in der Gesamtheit ein ausschließlich autologer Blutersatz in 99,2% der Fälle.

Die folgende Zusammenstellung über postoperative Komplikationen bei einer größeren Serie unserer Hüft- und Kniegelenksendoprothesen-Operationen belegt, daß unsere besonders in Bezug auf thromboembolische Komplikationen

Tabelle 3. Autologer und homologer Blutersatz bei orthopädischen Elektivoperationen (n=389)

OP	(n)	KOL	ABK	HBK
TEP-Knie	(77)	77=100%	77=100%	0=0,0%
TEP-Hüfte	(225)	225=100%	225=100%	0=0,0%
TEP-W Hüfte	(46)	46=100%	46=100%	3=6,5%
Spondylodese	(41)	41=100%	41=100%	0=0,0%
Total	(389)	389=100%	389=100%	3=0,8%

KOL, Kolloide; ABK, autologe Blutkomponenten; HBK, homologe Blutkomponenten.

Tabelle 4. Postoperative Komplikationen bei Hüft- und Knieendprothesen-Operationen (n = 635)

	Anzahl	[%]
Mortalität gesamt	2	0,3
Tödliche Lungenembolie	0	–
Thrombose untere Extremität	12	1,9
Nachblutung mit Revision	2	0,3
Wundhämatom	6	0,9
Wundinfekt	6	0,9

als risikobelastet einzustufenden Patienten vergleichsweise relativ niedrige Komplikationsraten aufweisen.

Besonders hervorzuheben ist die Tatsache, daß in dieser Serie keine einzige fatale Lungenembolie zu verzeichnen war, darüber hinaus insgesamt eine sehr niedrige Rate klinisch manifester Thrombosen der unteren Extremität beobachtet wurde und insbesondere auch die seltene Notwendigkeit einer Revisionsoperation wegen Nachblutung darauf schließen läßt, daß das Prinzip der „normovolämischen Anämie" nicht mit einem erhöhten Blutungsrisiko verbunden ist.

Einen nicht unwesentlichen Anteil an der Effektivität eines Eigenblutversorgungsprogrammes haben ohne Zweifel die organisatorischen Rahmenbedingungen und Abläufe. Unabdingbare Grundvoraussetzung ist die enge interdisziplinäre Kooperation zwischen den beteiligten Fachgebieten, d.h. zwischen Operateur, Anästhesist und Transfusionsmediziner. In jedem Fall ist eine abgestimmte Aufgabenzuordnung unter den Beteiligten zwingend erforderlich.

Die zu erfüllenden Aufgaben reichen von der Information und Aufklärung bis zur Retransfusion der autologen Blutprodukte. Aufgrund der langjährigen eigenen Erfahrungen erscheint es empfehlenswert, primär für alle zu erfüllenden Aufgaben eine krankenhausinterne Lösung anzustreben. Das Krankenhaus ohne transfusionsmedizinische Abteilung ist selbstverständlich auf eine enge, zumindest beratende Beteiligung der zuständigen Blutspendezentrale angewiesen. Art und Umfang der Einbeziehung der krankenhausexternen Blutspendezentrale ist von der Situation und den Möglichkeiten des jeweiligen Krankenhauses abhängig zu machen. Die Regelung unseres Hauses, bei der sämtliche

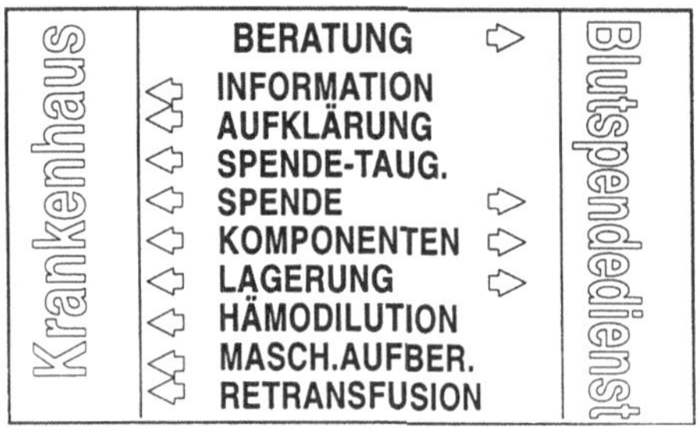

Abb. 6. Aufgaben im Rahmen einer perioperativen Eigenblutversorgung

Tabelle 5. Vorteile der Eigenblutversorgung

Medizinisch:	• Vermeidung Fremdblutrisiken
	• Thrombo-/Embolieprophylaxe
	• Infektionsschutz (?)
Psychologisch:	• Patientenmotivation
	• Vertrauensbildung
	• Mitarbeitermotivation
Ökonomisch:	• Kostengünstig (?)
	• Patientenbindung

Aufgaben von der Aufklärung bis zur Retransfusion in Händen der Anästhesie liegen, hat sich auf jeden Fall uneingeschränkt und bestens bewährt.

Zusammenfassend bleibt festzustellen, daß ein umfassendes Konzept der Eigenblutversorgung in der operativen Medizin eine Reihe von Vorteilen bietet, die nicht nur auf dem rein medizinischen Sektor liegen. Ein ganz entscheidendes Moment ist auch den psychologischen Aspekten zuzumessen. Schließlich sollten auch ökonomische Überlegungen nicht außer Acht bleiben. Trotz außerordentlich kontroverser Diskussionen gerade um diesen letztgenannten Punkt zeigen die Kostenanalysen des eigenen Hauses schon für die rein betriebswirtschaftliche Betrachtung zumindest keine Mehrbelastung durch das autologe Transfusionskonzept gegenüber einem herkömmlichen homologen Transfusionsregime. Bezieht man dann darüber hinaus auch noch die volkswirtschaftlichen Gesichtspunkte mit ein (vermiedene Komplikationen, Hepatitis etc.), so werden die Vorteile der autologen Transfusion auch in puncto Wirtschaftlichkeit offensichtlich.

Abschließend soll allerdings nicht verschwiegen werden, daß all die genannten Vorteile nur mit dem entsprechenden Willen und der Bereitschaft aller Beteiligten zu engagierter Zusammenarbeit und damit verbundenen zusätzlichen Belastungen zu erreichen sind; ein Mehraufwand zum Wohle unserer Patienten, der sich aber in jedem Fall lohnt!

Literatur

1. Bormann B v (1988) Akzeptanz einer normovolämischen Anämie zur Einsparung von Fremdbluttransfusionen. Perfusion 2:83–90
2. Bormann B v, Aulich St (1993) Autologe Transfusionsverfahren: Nutzen und Risiko. Dtsch Ärztebl 90:B2159–2164
3. Glück D, Kubanek B, Ahnefeld FW (1988) Eigenbluttransfusion. Ziele und Nutzen, Grenzen und Risiken, dargestellt an einem praktikablen Konzept. Anaesthesist 37:565–571
4. Götz E, Hertel U, Kretz FJ, Eimeren W v (1990) Umfrage zum Nachwuchsbedarf in der Anästhesiologie. Anästh Intensivmed 31:314–318
5. Hansen E, Pollwein B, Martin E et al. (1987) Autologe Transfusion bei Skoliose-Operationen: Präoperative Eigenblutspende und intraoperative maschinelle Autotransfusion. Z Orthop 125:262–267
6. Isbister JP (1984) Autotransfusion: An impossible dream? Anaesth Intensiv Care 12:236–240

7. Kasper M, Pont M, Dahlmann H (1990) Autologous Blood Transfusion in the Federal Republic of Germany – A survey of Current Practice. 8th European Congress of Anaesthesiology, Warsaw 1990, Book of Abstracts 1/7.2–17.
8. Lorentz A, Osswald PM, Schilling M, Jani L (1991) Vergleich autologer Transfusionsverfahren in der Hüftgelenkschirurgie. Anaesthesist 40:205–213
9. Mehrkens HH (1991) Der kritische Hämatokrit aus klinischer Sicht. In: List WF, Gombotz H (Hrsg) Blutsparmaßnahmen im Rahmen operativer Eingriffe. Anaesth Intens Notfallmed 39:125–131
10. Mehrkens HH, Geiger P, Schleinzer W et al. (1990) Vier Jahre Erfahrung mit dem Autologen Transfusionskonzept Ulm (ATU). Infusionsther 17 (Suppl 2):28–33
11. Schleinzer W, Mehrkens HH, Weindler M et al (1987) Klinisches Konzept der autologen Transfusion: Hämodilution, maschinelle Autotransfusion, Plasmapherese, Eigenblutspende. Anästh Intensivmed 28:235–241
12. Singbartl G, Schleinzer W, Becker M, Frankenberg C (1993) Der Einsatz fremdblutsparender Maßnahmen in der Bundesrepubik Deutschland (alte Bundesländer) – Ergebnisse einer bundesweiten Befragung. Infusionsther 29:26–39
13. Sunder-Plassmann L, Klövekorn WP, Messmer K (1976) Präoperative Hämodilution: Grundlagen, Adaptationsmechanismus und Grenzen klinischer Anwendung. Anaesthesist 25:124–130
14. Zander R (1988) Therapiebedürftige Grenzwerte akuter und chronischer Änderungen der arteriellen O_2-Konzentration. In: Zander R, Merzlufft FO (Hrsg) Der Sauerstoffstatus des arteriellen Blutes. Karger, Basel, S233–237

Teil II
Zelluläre Biologie
von EPO/Physiologische Funktionen
unter rhEPO-Therapie

Zelluläre Biologie von Erythropoietin

K.-U. Eckardt

Die „Feedback"-Kontrolle der Erythropoiese

Wie viele biologische Größen wird die Neubildungsrate der roten Blutkörperchen durch einen negativen Rückkopplungsmechanismus gesteuert, der sie normalerweise in engen Grenzen konstant hält oder an Veränderungen des Bedarfs anpaßt (Abb. 1). Schlüsselelement in diesem Regelkreis ist das Hormon Erythropoietin (EPO) [10, 19, 27]. EPO stimuliert die Bildung von Erythrozyten im Knochenmark. Seine Konzentration hängt ab vom peripheren Sauerstoffangebot, das seinerseits im wesentlichen durch die Zahl der zirkulierenden roten Blutzellen und deren Hämoglobingehalt bestimmt wird. Darüber hinaus beeinflussen die pulmonale Sauerstoffsättigung des Hämoglobins und seine Sauerstoffbindungsfähigkeit sowie die Hämodynamik das Sauerstoffangebot an die Gewebe. Bei einer Reduktion der Sauerstoffversorgung kommt es unabhängig von der Ursache zu einem Anstieg der EPO-Konzentration im Blutplasma und damit in der Regel zu einer Steigerung der Erythropoiese, während ein inadäquat erhöhtes Sauerstoffangebot die EPO-Spiegel und in der Folge die Erythropoiese supprimiert.

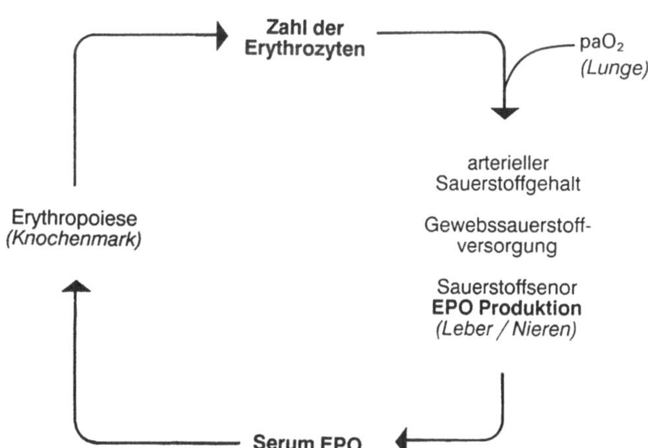

Abb. 1. Regelkreis, über den die Erythropoiese durch sauerstoffabhängige EPO-Produktion gesteuert wird

Diesen Regelmechanismus kennzeichnen verschiedene sowohl aus grundlagenwissenschaftlicher als auch aus klinischer Sicht relevante Teilaspekte, die zusammen zu einer sehr präzisen Kontrolle der Sauerstoffversorgung des Organismus beitragen. Zu diesen Charakteristika gehören erstens, daß EPO nicht lediglich ein für die Blutbildung essentieller Faktor ist, sondern über einen weiten Bereich konzentrationsabhängig die Geschwindigkeit moduliert, mit der Erythrozyten im Knochenmark gebildet und in die Zirkulation abgegeben werden.

Zweitens ist EPO im Gegensatz zu allen anderen bekannten hämatopoietischen Wachstumsfaktoren ein echtes Hormon, da es nicht im Knochenmark gebildet wird, sondern seine Zielzellen auf dem Blutweg erreicht. Das bedeutet, daß verschiedene Gewebe zur EPO-Produktion beitragen können, daß die Bestimmung der EPO-Konzentration im Blutplasma wesentlichen Einblick in die Regulation erlaubt und daß außerdem die parenterale Gabe von gentechnologisch hergestelltem rekombinantem EPO eine physiologische Substitution oder Ergänzung der endogenen Bildung erlaubt.

Drittens zeichnet sich die Regulationsbreite der EPO-Produktion zum einen durch eine hohe Sensitivität und zum anderen durch eine außerordentlich große Stimulierbarkeit aus. So kann man Anstiege der Serum-EPO-Konzentration bereits nach der Spende einer Blutkonserve nachweisen [32], und verfolgt man Schwankungen der Hämoglobinkonzentration beispielsweise im Rahmen eines Eigenblutspendeprogramms, so lassen sich nahezu exakt spiegelbildliche Veränderungen der EPO-Konzentrationen beobachten (Abb. 2) [30]. Solange die Hb-Konzentration nicht unter etwa 10 g/dl abfällt, schwanken die EPO-Spiegel allerdings innerhalb oder knapp außerhalb des Normbereichs, der zwischen etwa 10 und 25 mU/ml liegt. Demgegenüber steigen die EPO-Spiegel bei schweren z. B. aplastischen Anämien bis zu tausendfach an. Umgekehrt haben Patienten mit primärer Polyzythämie im allgemeinen EPO-Spiegel, die niedriger sind als die von Normalpersonen, und es wird angenommen, daß die erhöhte Hämoglobinkonzentration zu einer verbesserten Gewebssauerstoffversorgung führt und dadurch die EPO-Produktion supprimiert [4]. Insgesamt ergibt sich damit über etwa drei Zehnerpotenzen eine inverse exponentielle Relation zwischen der Hämoglobin- und der EPO-Konzentration [10] (Abb. 3).

Ein viertes Charakteristikum ist, daß nach Beginn eines akuten Sauerstoffmangels in den ersten Stunden mehr EPO produziert wird als unter kontinuierlicher Hypoxie [6, 18] (Abb. 4). Das heißt, unter anhaltendem Sauerstoffmangel kommt es zu einer Adaptation der EPO-Synthese, was vermutlich dazu beiträgt, eine überschießende Stimulation der Erythropoiese zu vermeiden.

Fünftens erfolgt die Messung der Sauerstoffversorgung und die entsprechende Anpassung der EPO-Produktion gewissermaßen „stellvertretend" für den Gesamtorganismus in zwei Organen, der Leber und den Nieren. Deren lokaler Sauerstoffversorgung kommt dementsprechend besondere Bedeutung zu. Von besonderer klinischer Relevanz ist letztlich sechstens eine fehlende Redundanz bei der Kontrolle der Erythropoiese. Störungen der EPO-Produktion, beispielsweise im Rahmen renaler Erkrankungen, führen unweigerlich zur Anämie. Fehlt die Wirkung von EPO völlig, wie beispielsweise bei Tieren, die gegen das Hormon immunisiert werden und Antikörper entwickeln, so ist diese Anämie letztlich letal.

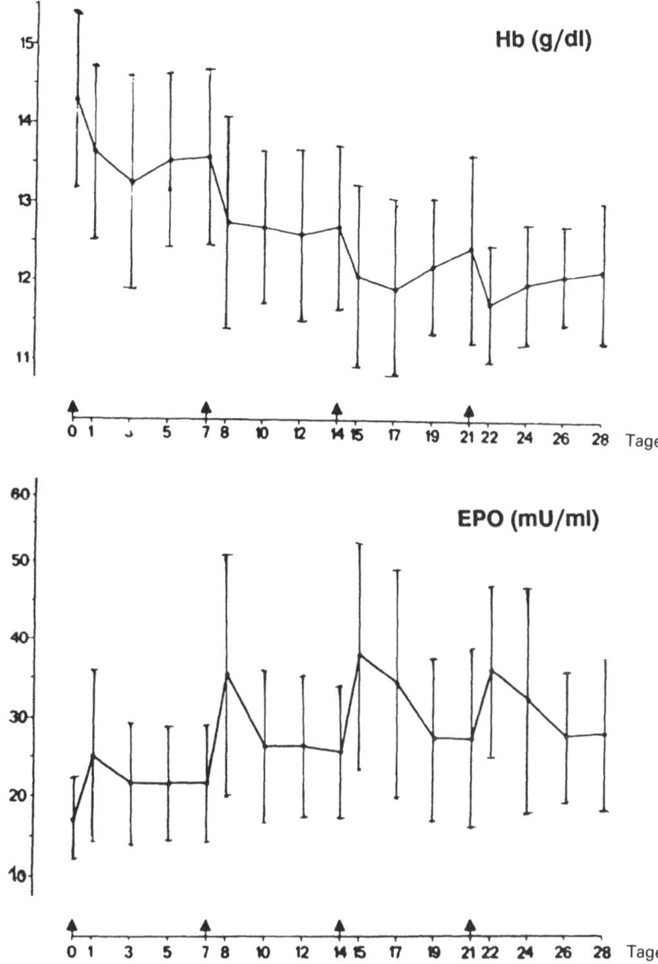

Abb. 2. Verlauf von Hämoglobin- und Plasma-EPO-Konzentrationen bei 12 Eigenblutspendern vor elektivem Hüftgelenksersatz (Mittelwert ± SD). Ziel war die Spende von jeweils 450 ml in wöchentlichen Intervallen; bei Absinken der Hb-Konzentration unter 11 g/dl vor einer geplanten Spende wurde diese nicht durchgeführt, so daß nur 10 Patienten am dritten und 8 Patienten am vierten Tag spenden konnten. Die Plasma-EPO-Spiegel steigen nach jeder Blutspende an, wobei die Erhöhung aber zum Teil nur transient ist. (Aus Lorentz et al. 1991 [30])

Vor 6 Jahren wurde das EPO-Gen kloniert und das Hormon daraufhin gentechnologisch hergestellt [17, 29]. Seine praktisch unbeschränkte Verfügbarkeit hat nicht nur die klinische Anwendung ermöglicht, sondern zusammen mit der Anwendbarkeit von Gensonden zahlreiche experimentelle Ansätze ermöglicht, die dazu beigetragen haben, die skizzierten Aspekte der Regulation und Bedeutung von EPO nicht nur im Gesamtorganismus sondern auch auf zellulärer Ebene besser zu verstehen.

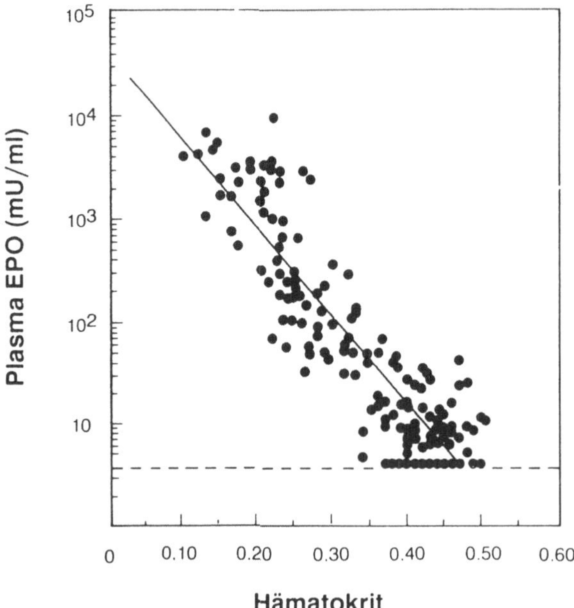

Abb. 3. Relation zwischen Plasma-EPO-Konzentrationen und Hämatokrit bei 175 Blutspendern und Patienten mit Anämie (Patienten mit chronischer Niereninsuffizienz, rheumatoider Arthritis und soliden Tumoren wurden nicht mit aufgenommen). Die *gestrichelte Linie* kennzeichnet das untere Nachweislimit des verwandten Assays. (Mod. nach Erslev [10])

Die Interaktion zwischen EPO und Oberflächenrezeptoren auf Knochenmarksstammzellen bestimmt die Neubildungsrate der roten Blutkörperchen

Erythropoietin hat ein Molekulargewicht von ca. 35 000 Dalton. Es besteht aus einer Eiweißkette mit 165 Aminosäuren, die durch eine Disulfidbrücke zu einer großen Schleife verbunden ist. An vier Stellen dieses Eiweißgerüsts sind komplexe Kohlenhydratseitenketten angebunden, die insgesamt 40 % des Molekulargewichts ausmachen [34, 42]. Dieser Zuckeranteil schützt das Molekül vor einem zu schnellen Abbau in der Leber und gewährleistet eine Halbwertszeit in der Zirkulation von etwa 6 h [41]. Obwohl die Zuckerketten damit für die biologische Wirkung des Hormons im Organismus sehr entscheidend sind, sind sie für die eigentliche zelluläre Wirkung im Knochenmark nicht erforderlich [40]. Diese zelluläre Wirkung wird eingeleitet durch die Bindung des Moleküls an spezifische Oberflächenrezeptoren auf erythroiden Vorläuferzellen [20, 45]. Diese Rezeptoren bestehen aus einer Eiweißkette, die durch die Zellmembran hindurchragt; ihr äußerer Teil mit dem Stickstoffterminus stellt die Bindungsstelle für EPO dar, und ihr innerer Teil ist für die Signaltransduktion verantwortlich, die auf die Bindung von EPO folgt. Die genauen Mechanismen dieser Signaltransduktion sind bislang unbekannt, die Übertragung von Phosphat-

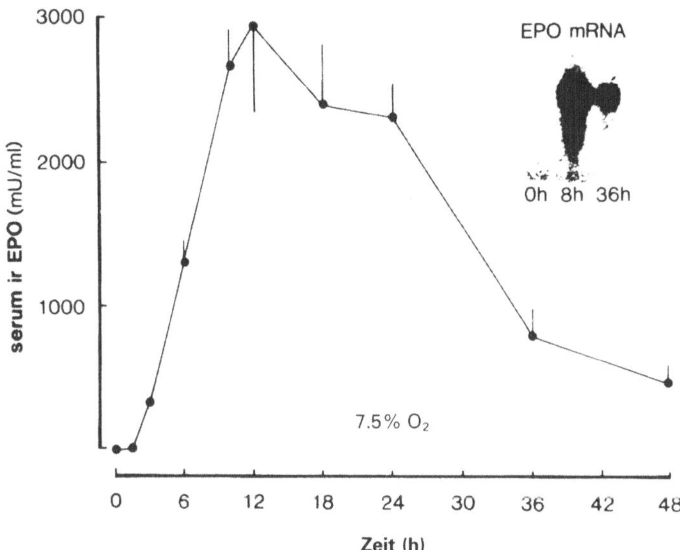

Abb. 4. Serum-EPO-Konzentrationen von Ratten, die für bis zu 48 h einer reduzierten Sauerstoffkonzentration von 7,5% ausgesetzt wurden (Mittelwert ± SE, n = 5–12). Insert zeigt einen Northern Blot zum Nachweis von EPO mRNA in der Niere vor und nach 8 und 36 h Hypoxie. Während EPO mRNA mit dieser Methode unter Normoxie nicht nachweisbar ist, kommt es unter Hypoxie parallel zum Verlauf der Serum-Hormon-Konzentrationen zum Anstieg von EPO mRNA. Der Rückgang der EPO-Produktion unter fortdauernder Hypoxie erfolgt, bevor es durch die erhöhten EPO-Spiegel zu einer Zunahme der Erythrozytenzahl kommt. Auch wird dieser Rückgang nicht durch EPO selbst im Sinne eines direkten negativen Feedback vermittelt, so daß vermutlich eine Adaptation der Sensormechanismen gegenüber dem Sauerstoffmangel zu Grunde liegt. (Aus Eckardt et al. [6])

gruppen scheint dabei jedoch eine wesentliche Rolle zu spielen. Sicher nachgewiesen wurden die Rezeptoren für EPO bislang nur auf erythroiden Knochenmarkszellen, nicht auf myelopoietischen Zellen, und fraglich ist, ob sie auch auf Megakaryozyten vorkommen [12]. Dieses limitierte Vorkommen der EPO-Rezeptoren erklärt die nahezu ausschließliche und spezifische Wirkung des Hormons auf die Erythropoiese. Innerhalb der erythroiden Vorläuferzellen exprimieren erst späte Zellformen zunehmend mehr EPO-Rezeptoren. Die eigentlichen Zielzellen, die sog. CFU-e (Colony forming units erythroid), haben eine maximale Rezeptorendichte von etwa 1000 pro Zelle, und im Rahmen der weiteren Ausdifferenzierung dieser Zellen zu Erythroblasten nimmt die Zahl der EPO-Rezeptoren und damit die Sensitivität gegenüber dem Hormon wieder ab [27]. Auf Retikulozyten lassen sich keine EPO-Rezeptoren mehr nachweisen. Die Stimulation der erythroiden Vorläuferzellen durch EPO induziert zahlreiche Reifungs- und Proliferationsschritte und führt letztlich dazu, daß die Zahl der neugebildeten Erythrozyten ansteigt. Interessanterweise wird vermutet, daß EPO dabei nicht ausschließlich direkt mitogen wirkt, sondern vor allem einen „Überlebensfaktor" für seine Zielzellen darstellt und ihnen so ermöglicht, einem ansonsten vorprogrammierten Zelltod zu entkommen und damit ein endogen vorgegebenes Differenzierungsprogramm zu durchlaufen. Diesem Konzept zufolge sterben normalerweise die meisten CFU-e im Knochenmark ab, und nur durch eine vermehrte EPO-Produktion als Folge eines Sauerstoffmangels wird dieses Absterben verhindert und die Ausreifung zu Erythrozyten ermöglicht [22, 23] (Abb. 5). Damit kann eine schnelle Reaktion des Knochenmarks auf Änderungen der EPO-Konzentration erfolgen, ohne daß die Zahl früher erythroider Vorläuferzellen zunächst zu- oder abnehmen muß.

Leber und Nieren sind die physiologisch relevanten Produktionsorte von EPO

Zahlreiche Experimente belegen, daß die sauerstoffabhängigen Veränderungen der EPO-Konzentrationen im Serum direkt auf Veränderungen der Produktionsrate des Hormons beruhen. D. h., es gibt keine wesentliche Speicherform von EPO, aus der eine sofortige Freisetzung erfolgen könnte, und blockiert man pharmakologisch die Proteinsynthese, bleibt ein Anstieg von EPO unter Sauerstoffmangel aus [35]. Daß die Stimulation von EPO über eine vermehrte „de novo" Produktion erfolgt, hat zur Folge, daß nach akutem Einsetzen eines Sauerstoffmangels zunächst ca. 1½ h vergehen, bevor es zu einem Anstieg der EPO-Spiegel im Serum kommt (s. Abb. 4). Darüber hinaus konnte gezeigt werden, daß die wesentliche Regulation der EPO-Produktion ihrerseits auf der Ebene der Boten-Ribonukleinsäure, der EPO mRNA erfolgt [25, 37] (s. Abb. 4). Der Nachweis von EPO mRNA mit molekularbiologischen Techniken ermöglicht deshalb, den Beitrag verschiedener Organe zur EPO-Produktion zu erfassen, in den EPO produzierenden Organen diejenigen Zellen zu identifizieren, die EPO synthetisieren, und einen Einblick in die Mechanismen zu bekommen, durch die es bei unterschiedlichem Sauerstoffangebot zu einer graduellen Anpassung der EPO-Produktion kommt.

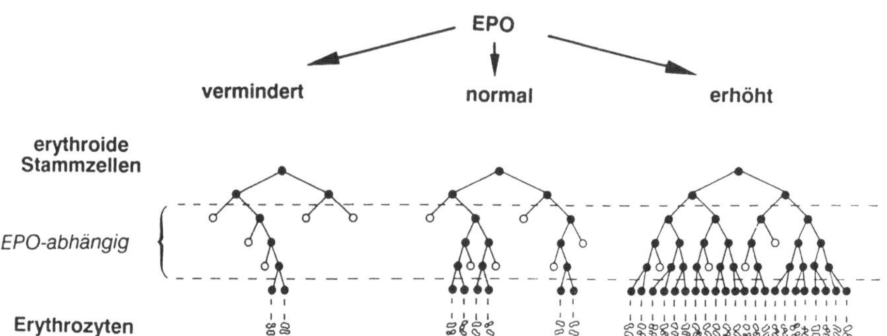

Abb. 5. Modellvorstellung zur Regulation der Erythropoiese, die darauf beruht, daß EPO in erythroiden Knochenmarkstammzellen einen vorprogrammieren Zelltod verhindert. Die *dunklen Kreise* stellen lebende Zellen dar, die *offenen Kreise* abgestorbene Zellen. Die *gestrichelten Linien* markieren die Zellstadien, für deren Entwicklung EPO essentiell ist. (Nach Koury u. Bondurant [22])

EPO mRNA wird im wesentlichen von Leber und Nieren exprimiert, was bestätigt, daß beide Organe die wesentlichen Produktionsorte des Hormons sind. Darüber hinaus wurden geringe Mengen an EPO mRNA auch in der Lunge, in der Milz, im Gehirn und im Hoden nachgewiesen [43, 44]. Der Beitrag dieser Organe zur Gesamtproduktion erscheint vernachlässigbar klein; denkbar ist jedoch, daß EPO dort bislang nicht geklärte lokale Wirkungen hat. Der jeweilige Beitrag von Leber und Nieren zur EPO-Produktion ist vor allem altersabhängig. So ist die Leber der wesentliche Produktionsort während der Fötalphase, und der Beitrag der Nieren überwiegt im erwachsenen Organismus. Wann es zu einem Wechsel des Hauptanteils der EPO-Bildung von der Leber in die Nieren kommt, ist für den Menschen nicht genau bekannt. Bei verschiedenen Tierspezies können die Nieren sowohl bereits in der späten Fötalphase als auch erst mehrere Wochen nach der Geburt zum Hauptproduktionsort werden [8, 24, 46]. Im erwachsenen Organismus scheinen die Nieren darüber hinaus sensitiver auf Sauerstoffmangel zu reagieren als die Leber, so daß der Anteil der Leber an der EPO-Produktion mit zunehmend schwererem Sauerstoffmangel ansteigt [44]. Bei ausgeprägter Hypoxie kann er dann allerdings mehr als ein Drittel der Gesamtproduktion ausmachen.

In Abhängigkeit von der Sauerstoffversorgung produzieren unterschiedlich viele renale Fibroblasten EPO

Im erwachsenen Organismus antworten demnach vor allem die Nieren unter Hypoxie, beispielsweise bei zunehmendem Blutverlust, mit einem exponentiellen Anstieg der Expression von EPO mRNA, also einer Aktivierung des EPO-Gens. Funktionseinheiten der Niere sind bekanntermaßen die Nephrone, d.h. die Glomeruli mit dem anschließenden Tubulussystem, daß sich durch Rinde und Mark der Niere hindurchzieht. Eingebettet und miteinander verbunden sind diese Harnkanälchen durch ein schmales Bindegewebe, in dem verschieden interstitielle Zellen wie Fibroblasten und Makrophagen liegen und in das außerdem peritubuläre Kapillaren eingebettet sind [28]. EPO wird nun interessanterweise nicht von Zellen produziert, die zum Nephron selbst gehören, sondern von einer Subpopulation peritubulärer Fibroblasten im Nierenkortex (Abb. 6a) [2, 31]. Diese Zellen liegen eng benachbart der basalen Seite der Nierentubuluszellen an und haben sehr ausgeprägte Zellfortsätze, die den Kontakt sowohl mit Tubuluszellen als auch untereinander und mit Endothelzellen peritubulärer Kapillaren ermöglichen. Verfolgt man bei einer zunehmenden Verminderung des Sauerstoffangebotes die EPO-Produktion dieser Zellen an Hand des Nachweises von EPO mRNA auf histologischen Präparaten, so zeigt sich, daß die Zahl derjenigen peritubulären Fibroblasten, in denen EPO produziert wird, exponentiell zunimmt [7, 25]. Während unter Normoxie nur wenige Fibroblasten im Bereich des Übergangs vom Nierenkortex in das Nierenmark EPO produzieren, können bei schwerer Hypoxie tausendfach mehr Zellen im gesamten Nierenkortex das EPO-Gen aktivieren und sich damit an der Produktion des Hormons beteiligen (Abb. 6b, c). Die Mechanismen, durch die es zu

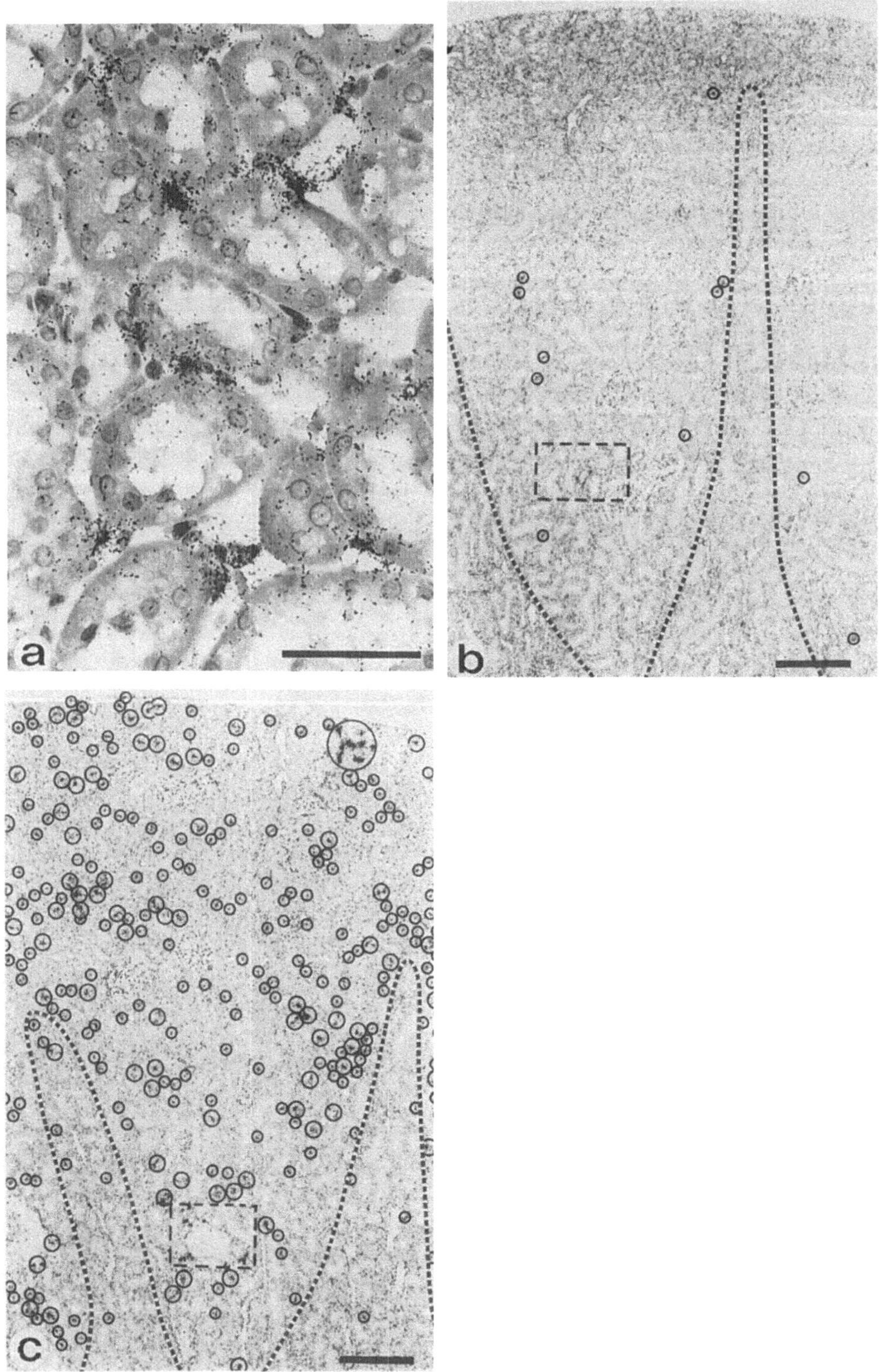

dieser Rekrutierung EPO produzierender Zellen kommt, sind bislang nicht bekannt. Da im Tierexperiment auch isoliert perfundierte, aus dem Organismus entnommene Nieren auf eine Verminderung des Sauerstoffangebotes mit vermehrter EPO-Produktion reagieren, vermutet man, daß der entsprechende „Sauerstoffsensor" in der Niere selbst lokalisiert ist. Ob diese Messung des Sauerstoffangebotes innerhalb der Niere aber direkt in den EPO produzierenden Zellen erfolgt, ist fraglich. Im wesentlichen für den Sauerstoffverbrauch der Niere verantwortlich sind die Tubuluszellen der Niere, und zwar besonders die der proximalen Tubulusabschnitte auf Grund ihrer hohen aktiven Transportleistung. Dadurch und auf Grund ihrer engen anatomischen Nachbarschaft zu den EPO produzierenden Zellen ist es möglich, daß diese Tubuluszellen den eigentlichen Sensor darstellen und unter Sauerstoffmangel biochemische Signale bilden, die dann parakrin die EPO-Produktion in den peritubulären Fibroblasten stimulieren [5]. Ein solcher Zusammenhang könnte auch zum Teil erklären, warum die EPO-Produktion bei Nierenerkrankungen inadäquat niedrig ist und zur sog. „renalen Anämie" führt [11], obwohl es gerade in erkrankten Nieren eher zu einer Vermehrung als zu einer Verminderung von Fibroblasten kommt.

Letztlich stellt sich auch die Frage, warum im Rahmen der Evolution gerade den Nieren eine zentrale Rolle für die Regulation der Blutbildung zugefallen ist. Auf den ersten Blick scheinen die Nieren wenig geeignet, die Funktion eines Sauerstoffsensors zu übernehmen, da ihr Blutfluß ¼ bis ⅕ des gesamten Herzzeitvolumens beträgt und nur 8 % des angelieferten Sauerstoffs verbraucht werden, wodurch die arteriovenöse Sauerstoffdifferenz vergleichsweise niedrig ist. Daß weite Bereiche des Nierenkortex (und des Nierenmarks) dennoch nicht im Überfluß mit Sauerstoff versorgt sind, sondern die lokalen Sauerstoffspannungen teilweise sehr niedrig sind [1, 3] und sich unter Anämie sogar morphologische Schäden entwickeln können [21], liegt vermutlich an der speziellen Gefäßanordnung in der Niere. So laufen arterielle und venöse Gefäße über weite Bereiche in enger Nachbarschaft parallel zueinander, und es gibt Hinweise, daß Sauerstoff dadurch aus kleinen Arterien und Arteriolen direkt in Venen und

---

Abb. 6a–c. Nachweis der EPO-Produktion auf zellulärer Ebene an histologischen Nierenpräparaten mittels „in situ" Hybridisierung. Bei dieser Technik wird EPO mRNA mit einer radioaktiven Sonde nachgewiesen, die zur körnerförmigen Schwärzung einer transparenten Filmemulsion führt, mit der die Schnitte überzogen sind. Die Präparate stammen von Ratten, die unterschiedlich schwerem Sauerstoffmangel ausgesetzt wurden. Die hohe Vergrößerung (**a**) zeigt, daß EPO in peritubulären Zellen exprimiert wird, die in den spaltförmigen Räumen zwischen den Tubuli liegen. Mit verschiedenen ergänzenden Techniken wurde gezeigt, daß es sich dabei um Fibroblasten handelt [2, 31]. Die Übersichtsaufnahmen des Nierenkortex (**b, c**) stammen von jeweils einem Tier, das einem mäßigen Sauerstoffmangel von 11,5 % O_2 (**b**) und einem schweren Sauerstoffmangel von 7,5 % O_2 (**c**) ausgesetzt wurde. Auf diesen Aufnahmen sind die positiven Hybridisierungssignale mit kleinen Ringen markiert, und man erkennt, daß es durch zunehmenden Sauerstoffmangel zu einer starken Zunahme der Zellen kommt, die EPO produzieren. (Die *markierten Rechtecke* sind in der Originalarbeit zusätzlich in hoher Vergrößerung gezeigt. Die *gestrichelten Linien* markieren den Übergang zwischen dem Labyrinth und den Markstrahlen im Nierenkortex. Der *Balken* entspricht in (**a**) 50 μm, in (**b**) und (**c**) 200 μm). (Aus Eckardt et al. [7])

Venolen diffundieren kann und somit aus der Niere herausgeleitet wird, bevor die Kapillaren und damit auch das Gewebe erreicht werden [36]. Diese „Shunt"-Mechanismen sind vermutlich dafür verantwortlich, daß es bei einer leichten Reduktion des Hämatokrit zu einem Anstieg der renalen EPO-Produktion kommt, auch wenn die Gesamtsauerstoffversorgung der Niere noch nicht vermindert ist, weil beispielsweise der renale Blutfluß kompensatorisch ansteigt. Von daher scheint eine hinreichende Sensitivität der Niere gegenüber Sauerstoffmangel gewährleistet zu sein. Was die Niere darüber hinaus gegenüber anderen Organen auszeichnet ist, daß ihre lokale Sauerstoffversorgung über einen weiten Bereich unabhängig ist von Veränderungen ihrer Durchblutung. Dazu trägt zum einen die Autoregulation des renalen Blutflusses bei, durch die die renale Perfusionsrate in bestimmten Grenzen unabhängig ist vom systemischen Blutdruck. Zum anderen führen Veränderungen des renalen Blutflusses in der Regel zu parallelen Veränderungen der glomerulären Filtrationsrate. Da die glomeruläre Filtrationsrate das Elektrolytangebot an die Tubuli und damit deren Transportleistung und Sauerstoffverbrauch bestimmt, nimmt beispielsweise bei einer Reduktion des renalen Blutflusses nicht nur das Sauerstoffangebot der Niere ab, sondern gleichzeitig durch die Abnahme des Glomerulusfiltrates auch der Sauerstoffbedarf. Das Verhältnis von Sauerstoffangebot und -bedarf, das letztlich die lokale Versorgung und damit vermutlich auch die EPO-Produktion bestimmt, wird dabei nicht wesentlich verändert.

Hepatozyten reagieren auf Sauerstoffmangel direkt mit vermehrter EPO-Produktion

Im Gegensatz zur Niere sind es in Leber mindestens zwei verschiedene Zellpopulationen, die EPO produzieren. Zum einen Hepatozyten, also die eigentlichen Parenchymzellen der Leber, und zum anderen kleinere, nicht parenchymatöse Zellen, die zwischen den Leberzellbalken in den Sinusoiden liegen und deren Identität noch nicht genau geklärt ist [26, 39]. Quantitativ scheint dabei jedoch der Beitrag der Hepatozyten zur EPO-Produktion bei weitem zu überwiegen. Während, wie erwähnt, in den Nieren die EPO-Produktion möglicherweise nicht ausschließlich die Leistung einzelner Zellen ist, sondern erst die komplexe Interaktion verschiedener Zelltypen im Gewebeverband zur Bildung von EPO führt, können Hepatozyten und Hepatomzellen auch nach ihrer Isolation im Zellkulturexperiment direkt auf Sauerstoffmangel mit einer vermehrten EPO-Produktion antworten [9, 14]. Dies läßt vermuten, daß die lokale Gewebssauerstoffspannung in der Leber direkt die Expression von EPO bestimmt. In der Tat wird EPO in der intakten Leber vor allem von Hepatozyten produziert, die in der Umgebung der Zentralvene der Leberläppchen liegen. Dort ist die Sauerstoffspannung am niedrigsten, da die Blutgefäße im Bereich der Periportalfelder in die Leber hineintreten und entlang des Verlaufs der Sinusoide zu den Zentralvenen Sauerstoff abgegeben wird. Unter anhaltender Hypoxie ist der Zeitverlauf der Expression von EPO mRNA in isolierten Hepatozyten sehr ähnlich dem im Gesamtorganismus zu beobachtenden Verlauf der Serum-Hormon-Konzentration (Abb. 7). So kann man nach akut einsetzendem Sauerstoff-

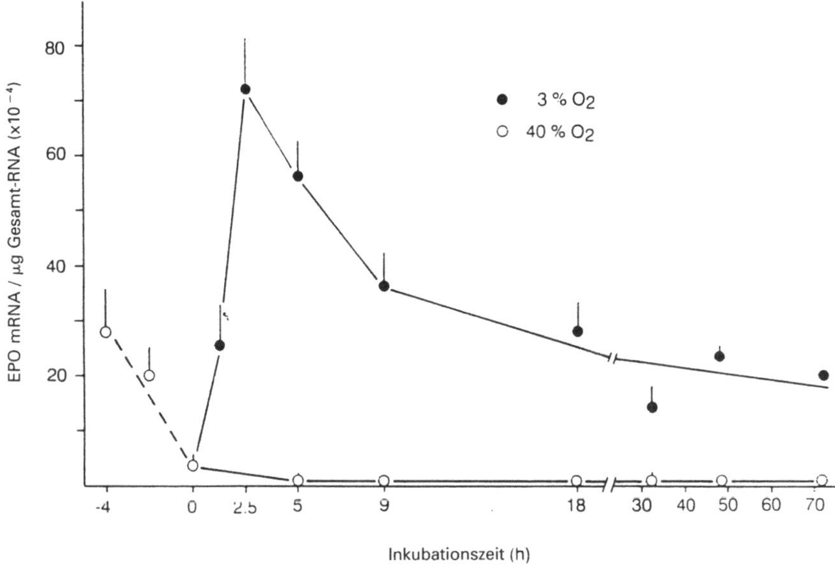

Abb. 7. Zeitverlauf von EPO mRNA-Konzentrationen in isolierten Hepatozyten junger Ratten. Im Anschluß an die Isolation durch enzymatischen Verdau der Leber wurden die Zellen zunächst für 4 h (-4–0 h) bei 40 % O$_2$ inkubiert und anschließend für bis zu 72 h bei 40 % oder 3 % O$_2$. Durch die Reduktion der Sauerstoffspannung im Zellkulturschrank kommt es innerhalb weniger Stunden zu einem starken Anstieg der EPO mRNA, der nach 2,5–5 h Hypoxie wieder rückläufig ist. Dennoch bleiben die EPO mRNA-Spiegel in den Zellen unter 3 % O$_2$ während des gesamten Beobachtungszeitraums höher als in den bei 40 % O$_2$ inkubierten Kontrollen

mangel innerhalb weniger Stunden einen erheblichen Anstieg der EPO mRNA beobachten, und nachdem eine Maximalkonzentration erreicht ist, fallen die EPO mRNA-Spiegel wieder ab. Sie bleiben allerdings weiterhin höher als die Spiegel in Zellen, die unter hohen Sauerstoffkonzentrationen inkubiert werden. Dieser Zeitverlauf der EPO mRNA-Expression in isolierten Hepatozyten läßt vermuten, daß die Adaptation der EPO-Produktion, zu der es im Organismus unter anhaltender Hypoxie kommt (s. Abb. 4), auf zellulären Mechanismen beruht und beispielsweise nicht auf hämodynamischen Veränderungen.

Verschiedene DNA-Sequenzen im Bereich des EPO-Gens sind verantwortlich für die Kontrolle der EPO-Produktion

Die entscheidende, bislang ungeklärte Frage im Rahmen der Physiologie von EPO ist, wie es spezifisch und nahezu ausschließlich in Hepatozyten und renalen Fibroblasten unter Sauerstoffmangel zu einer Aktivierung des EPO-Gens kommt, während die Aktivität der meisten anderen Gene unter Hypoxie eher reduziert wird. Auch wenn sich annehmen läßt, daß die lokale Gewebssauerstoffspannung direkt, wie in der Leber, oder möglicherweise indirekt, wie in den Nieren, die EPO-Produktion steuert, ist unbekannt, wie Veränderungen der Gewebssauerstoffspannung in biochemische Signale umgesetzt werden. Eine interessante Hypothese ist, daß ein Hämprotein, ähnlich dem Hämoglobin der Erythrozyten, als molekularer Sauerstoffsensor fungiert und auf Veränderungen der Sauerstoffspannung mit einer Änderung seiner Konformation reagiert [15] (Abb. 8). Aus anderen Systemen ist bekannt, daß durch solche Konformationsänderungen intrazelluläre Signalkasdaden induziert werden, die

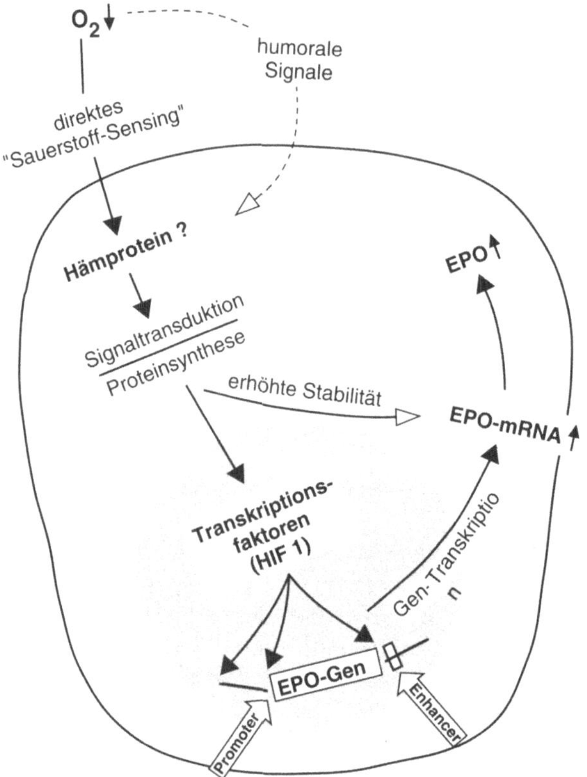

Abb. 8. Schematische Darstellung der zellulären Kontrolle der EPO-Produktion. EPO produzierende Hepatozyten scheinen selber direkt auf Sauerstoffmangel mit vermehrter EPO-Produktion zu reagieren (vgl. Abb. 7) und es wird vermutet, daß ein Hämoprotein in diesen Zellen als molekularer Sauerstoffsensor fungieren könnte. Zusätzlich können jedoch humorale Signale die EPO-Produktion modulieren. Ob solche unter Sauerstoffmangel von anderen Zellen generierten Signale für die EPO-Produktion in renalen Fibroblasten essentiell sind, ist noch nicht geklärt. Sowohl in der Leber als auch in den Nieren kommt es zur Steigerung der EPO-Produktion unter Hypoxie durch einen Anstieg der EPO mRNA-Konzentrationen. Dieser Anstieg beruht zumindest zum Teil auf einer erhöhten Transkriptionsrate des EPO-Gens; eine erhöhte Stabilität von EPO mRNA kann aber ebenfalls eine Rolle spielen. Die erhöhte Transkriptionsrate des Gens wird vermittelt sowohl durch Sequenzen in der Promoterregion des Gens als auch durch eine dem Gen benachbarte sog. Enhancersequenz und andere Genabschnitte, die weiter entfernt liegen. Für die Aktivierung der Enhancersequenz scheint die Bindung eines HIF 1 genannten Faktors („Hypoxia inducible factor I") wesentlich zu sein

letztlich zur Aktivierung von Genen im Zellkern führt [13]. Durch welche Signalmoleküle die Konzentration von EPO mRNA kontrolliert wird, ist jedoch unklar. Grundsätzlich kann es zu einem Anstieg der intrazellulären Konzentration einer spezifischen Boten-RNA sowohl durch einen verringerten Abbau, d.h. eine erhöhte Stabilität, als auch durch eine erhöhte Transkriptionsrate, d.h. Ableserate des entsprechenden Gens kommen. Bei dem Anstieg der EPO mRNA-Konzentration unter Hypoxie scheinen beide Mechanismen beteiligt zu sein, wobei aber vermutlich der Anstieg der Transkriptionsrate wesentlicher ist [16, 38]. Die Transkriptionsrate von Genen wird ihrerseits im allgemeinen durch die Interaktion von Proteinen mit verschiedenen Abschnitten der DNA reguliert, die sowohl Bestandteil der kodierenden Sequenz sein können, als auch auf dem gleichen Chromosom in der nahen oder weiteren Nachbarschaft der kodierenden Sequenz liegen können. Das EPO-Gen steht offensichtlich unter der Kontrolle zahlreicher solcher regulatorischer Sequenzen, von denen einige die Transkriptionsrate unter Sauerstoffmangel steigern, andere die Transkription bei normalen Sauerstoffspannungen scheinbar suprimieren. Darüber hinaus wurden DNA-Sequenzen identifiziert, die die Expression des EPO-Gens in den meisten Geweben unterdrücken, und andere Genabschnitte, die spezifisch für die Induktion des Gens entweder in der Leber oder in den Nieren verantwortlich sind [33]. Auch gibt es erste Hinweise auf ein Protein, daß unter Sauerstoffmangel an eine die Transkription steigernde DNA-Sequenz in unmittelbarer Nähe des EPO-Gens bindet. Letztlich lassen die derzeitigen Befunde aber nur erahnen, daß die Regulation des EPO-Gens auf molekularer Ebene sehr komplex ist, und nur die koordinierte Interaktion zahlreicher Faktoren die Synthese des Hormons erlaubt. Hält man sich die Präzision vor Augen, mit denen durch diese Genkontrolle letztlich die Zahl roter Blutzellen normalerweise in engen Grenzen konstant gehalten wird, und bedenkt man die fatalen Folgen, die beispielsweise aus einer geringen Überproduktion von EPO und einer daraus resultierenden Polyzythämie resultieren können, ist diese Komplexität sicher auch nicht verwunderlich.

Literatur

1. Aukland K, Krog J (1960) Renal oxygen tension. Nature 188:671
2. Bachmann S, Le Hir M, Eckardt K-U (1993) Colocalization of erythropoietin mRNA and ecto-5'-nucleotidase immunoreactivity in peritubular cells of rat renal cortex indicates that fibroblasts produce erythropoietin. J Histochem Cytochem 41:335–341
3. Baumgärtl H, Leichtweiss HP, Lübbers DW et al. (1972) The oxygen supply of the dog kidney: measurements of intrarenal pO2. Mirovasc Res 4:247–257
4. Cotes PM, Doré CJ, Liu Yin JA et al. (1986) Determination of serum immunoreactive erythropoietin in the investigation of erythrocytosis. N Engl J Med 315:283–287
5. Eckardt K-U, Kurtz A, Bauer C (1989) Regulation of erythropoietin formation is related to proximal tubular function. Am J Physiol 256:F942–F947
6. Eckardt K-U, Dittmer J, Neumann R et al. (1990) Decline of erythropoietin formation at continuous hypoxia is not due to feedback inhibition. Am J Physiol 258:F1432–F1437
7. Eckardt K-U, Koury ST, Tan CC et al. (1992) Distribution of erythropoietin producing cells in rat kidneys during hypoxic hypoxia. Kidney Int 43:815–823

 8. Eckardt K-U, Ratcliffe PJ, Tan CC et al. (1992) Age dependent expression of the erythro-poietin gene in rat liver and kidneys. J Clin Invest 89:753–760
 9. Eckardt K-U, Pugh CW, Ratcliffe PJ, Kurtz A (1993) Oxygen dependent modulation of erythropoietin mRNA in rat hepatocytes in vitro. Pfluegers Arch 423:356–364
10. Erslev AJ (1991) Erythropoietin. N Engl J Med 324:1339–1344
11. Eschbach JW (1989) The anemia of chronic renal failure: pathophysiology and the effects of recombinant erythropoietin. Kidney Int 35:134–148
12. Fraser JK, Tan AS, Lin F-K, Berridge MV (1989) Expression of specific high-affinity bin-ding sites for erythropoietin on rat and mouse megakaryocytes. Exp Hematol 17:10–16
13. Gilles-Gonzales MA, Ditta GS, Helinski DR (1991) A haemoprotein with kinase activity encoded by the oxygen sensor of Rhizobium meliloti. Nature 350:170–172
14. Goldberg MA, Glass GA, Cunningham JM, Bunn HF (1987) The regulated expression of erythropoietin by two human hepatoma cell lines. Proc Natl Acad Sci USA 84:7972–7976
15. Goldberg MA, Dunning SP, Bunn HF (1988) Regulation of the erythropoietin gene: evi-dence that the oxygen sensor is a heme protein. Science 242:1412–1415
16. Goldberg MA, Gaut CC, Bunn HF (1991) Erythropoietin mRNA levels are governed by both the rate of gene transcription and posttranscriptional events. Blood 77:271–277
17. Jacobs K, Shoemaker C, Rudersdorf R et al. (1985) Isolation and characterization of geno-mic and cDNA clones of human erythropoietin. Nature 313:806–810
18. Jelkmann W (1982) Temporal pattern of erythropoietin titers in kidney tissue during hypoxic hypoxia. Pfluegers Arch 393:88–91
19. Jelkmann W (1992) Erythropoietin: Structure, control of production, and function. Physiol Rev 72:449–489
20. Jones SS, D'Andrea AD, Haines LL, Wong GG (1990) Human erythropoietin receptor: cloning, expression, and biologic characterization. Blood 76:31–35
21. Kaissling B, Spiess S, Rinne B, Le Hir M (1993) Effects of anemia on morphology of rat renal cortex. Am J Physiol 264:F608–F617
22. Koury MJ, Bondurant MC (1990) Control of red cell production: the roles of programmed cell death (apoptosis) and erythropoietin. Transfusion 30:673–674
23. Koury MJ, Bondurant MC (1990) Erythropoietin retards DNA breakdown and prevents programmed death in erythroid progenitor cells. Science 248:378–381
24. Koury MJ, Bondurant MC, Graber SE, Sawyer ST (1988) Erythropoietin messenger RNA levels in developing mice and transfer of 125I-erythropoietin by the placenta. J Clin Invest 82:154–159
25. Koury ST, Koury MJ, Bondurant MC et al. (1989) Quantitation of erythropoietin-produ-cing cells in kidneys of mice by in situ hybridization: correlation with hematocrit, renal erythropoietin mRNA, and serum erythropoietin concentration. Blood 74:645–651
26. Koury ST, Bondurant MC, Koury MJ, Semenza GL (1991) Localization of cells producing erythropoietin in murine liver by in situ hybridization. Blood 77:2497–2503
27. Krantz SB (1991) Erythropoietin. Blood 77:419–434
28. Lemley KV, Kriz W (1991) Anatomy of the renal interstitium. Kidney Int 39:370–382
29. Lin F-K, Suggs S, Lin C-H et al. (1985) Cloning and expression of the human erythro-poietin gene. Proc Natl Acad Sci USA 82:7580–7584
30. Lorentz A, Jendrissek A, Eckardt K-U et al. (1991) Serial immunoreactive erythropoietin in autologous blood donors. Transfusion 31:650–654
31. Maxwell PH, Osmond MK, Pugh CW et al. (1993) Identification of the renal erythro-poietin-producing cells using transgenic mice. Kidney Int 44:1149–1162
32. Miller ME, Cronkite EP, Garcia JF (1982) Plasma levels of immunoreactive erythropoietin after acute blood loss in man. Br J Haematol 52:545–549
33. Ratcliffe PJ (1993) Molecular biology of erythropoietin. (Nephrology Forum) Kidney Int 44:887–904
34. Sasaki H, Bothner B, Dell A, Fukuda M (1987) Carbohydrate structure of erythropoietin expressed in chinese hamster ovary cells by a human erythropoietin cDNA. J Biol Chem 262:12059–12076
35. Schooley JC, Mahlmann LJ (1972) Evidence for the de novo synthesis of erythropoietin in hypoxic rats. Blood 40:662–671

36. Schurek HJ, Jost U, Baumgärtl H et al. (1990) Evidence for a preglomerular oxygen diffusion shunt in rat renal cortex. Am J Physiol 259:F910–F915
37. Schuster SJ, Wilson JH, Erslev AJ, Caro J (1987) Physiologic regulation and tissue localization of renal erythropoietin messenger RNA. Blood 70:316–318
38. Schuster SJ, Badiavas EV, Costa-Giomi P et al. (1989) Stimulation of erythropoietin gene transcription during hypoxia and cobalt exposure. Blood 73:13–16
39. Schuster SJ, Koury ST, Bohrer M et al. (1992) Cellular sites of extrarenal and renal erythropoietin production in anemic rats. Br J Haematol 81:153–159
40. Smith Dordal M, Wang FF, Goldwasser E (1985) The role of carbohydrate in erythropoietin action. Endocrinology 116:2293–2299
41. Spivak JL, Cotes PM (1991) The pharmacokinetics and metabolism of erythropoietin. In: Erslev AJ, Adamson JW, Eschbach JW, Winearls CG (eds) Erythropoietin – molecular, cellular, and clinical biology. The Johns Hopkins University Press, Baltimore, London, pp 162–183
42. Takeuchi M, Takasaki S, Miyazaki H et al. (1988) Comparative study of the asparagine-linked sugar chains of human erythropoietins purified from urine and the culture medium of recombinant chinese hamster ovary cells. J Biol Chem 263:3657–3663
43. Tan CC, Eckardt K-U, Ratcliffe PJ (1991) Organ distribution of erythropoietin messenger RNA in normal and uremic rats. Kidney Int 40:69–76
44. Tan CC, Eckardt K-U, Firth J, Ratcliffe PJ (1992) Feedback modulation of renal and hepatic erythropoietin messenger RNA in response to graded anemia and hypoxia. Am J Physiol 263:F474–F481
45. Winkelmann JC, Penny LA, Deaven LL, Forget BG, Jenkins RB (1990) The gene for the human erythropoietin receptor: analysis of the coding sequence and assignment to chromosome 19p. Blood 76:24–30
46. Zanjani ED, Ascensao JL, McGlave PB, Banisadre M, Ash RC (1981) Studies on the liver to kidney switch of erythropoietin production. J Clin Invest 76:1183–1188

Physiologie des Eisenstoffwechsels: Eisen und Erythropoese

J. P. Kaltwasser

Einleitung

Erythropoese und Eisenstoffwechsel sind eng miteinander verknüpft. Die zur Aufrechterhaltung stabiler Erythrozytenzahlen erforderliche erythropoetische Regeneration, d. h., die damit verknüpfte tägliche Hämoglobinsynthese in den erythropoetischen Vorläuferzellen des Knochenmarkes erfordert einen stetigen Eisenzufluß. Die Menge verfügbaren Eisens ist darum auch einer der bestimmenden Faktoren für den maximal möglichen Grad erythropoetischer Regeneration.

In dieser Übersicht sollen zunächst die Grundzüge des normalen Eisenstoffwechsels skizziert und die diagnostische Erfassung unterschiedlicher Eisenstoffwechselkonstellationen dargelegt werden. Anhand experimentell durch Aderlaß erzeugten Eisenmangels soll dann bei gesunden Normalpersonen die Rolle des Eisens bei der erythropoetischen Regeneration untersucht und der Effekt unterschiedlicher Eisensubstitutionsmodi bei der therapeutischen Anwendung von rekombinantem Erythropoetin diskutiert werden.

Normaler Eisenstoffwechsel

Eisen findet sich als Bestandteil verschiedener Enzyme in geringen Mengen in jeder Zelle des menschlichen Organismus. Der Hauptanteil des Gesamtbestandes befindet sich jedoch in dem hämatopoetisch aktiven Knochenmark und in der zirkulierenden Masse reifer Erythrozyten sowie als Reserve in der Leber, den Zellen des retikuloendothelialen Systems (RES) und der Muskulatur (Abb. 1).

Der Gesamtbestand an Eisen eines erwachsenen Mannes beträgt durchschnittlich ca. 50 mg/kg, der einer gesunden erwachsenen Frau ca. 34–42 mg/kg. Wie Abb. 1 zeigt, ist die zirkulierende Erythrozytenmasse aufgrund ihres hohen Gehaltes an eisenhaltigem Häm das eisenreichste zelluläre Kompartment und umfaßt durchschnittlich etwa 2000–3000 mg. Der Eisenanteil, der zu einem beliebigen Zeitpunkt im Knochenmark in den neu entstehenden erythropoetischen Vorläuferzellen enthalten ist, erscheint mit 150 mg demgegenüber sehr gering. Noch weniger macht mengenmäßig der Eisenanteil der nichterythropoetischen Gewebe aus. Ein erheblicher Teil des Körpereisenbestandes befin-

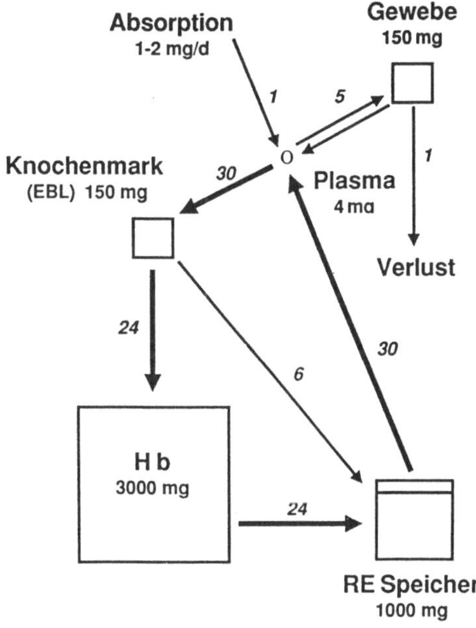

Abb. 1. Eisenstoffwechselschema: Die *Pfeile* zeigen die Hauptrichtungen des internen und externen Eisenstoffwechsels eines normalen Erwachsenen an. Die Zahlen geben durchschnittliche Eisenmengen (mg) in den einzelnen Körpereisenkompartments an. Die *Zahlen* an den Pfeilen beziffern den Eisentransfer zwischen den Kompartments (mg/24 h). *EBL*, Erythroblasten (Aus Jacobs u. Worwood [6])

det sich diffus verteilt in Geweben mit besonderer Eisenspeicherfähigkeit, wie dem Leberparenchym und dem RES. Eisen wird dort an ein spezifisches Protein gebunden gespeichert.

Zur Aufrechterhaltung der normalen Erythropoese werden täglich ca. 30 mg Eisen verbraucht, die nahezu vollständig aus dem körpereigenen Bestand bezogen werden (Abb. 1). Der weitaus größte Teil des benötigten Eisens wird aus katabolisierten Erythrozyten gewonnen, deren Häm-Eisen in den Eisenspeichern in Reserveeisen umgesetzt wird. Durch diese sehr ökonomisch angelegte, auf Reutilisation ausgelegte Eisenbilanz wird unter physiologischen Bedingungen nur sehr wenig Eisen aus der Nahrung benötigt, um den täglichen Bedarf zu decken.

Der Eisenbedarf aus der Nahrung beträgt für einen erwachsenen Mann weniger als 1 mg/24 h. Ersetzt werden muß nur der physiologische Verlust an Eisen, der entsprechend klein ist und praktisch nur über Verlust an körpereigenen Zellen (Haare, Nägel, Darm und Urogenital-Endothelzellen, Erythrozyten) entsteht. Kommt dazu ein regelmäßiger Blutverlust, wie z.B. durch die Menstruationsblutungen der geschlechtsreifen Frau, so erhöht sich wegen des hohen Eisengehaltes des Hämoglobins der physiologische Eisenverlust und beträgt bei der Frau mehr als 2 mg/24 h.

Der Transport des Eisens erfolgt über ein spezifisches, rezeptorvermitteltes Transportsystem (s. unten).

Eisenabsorption

Die Eisenaufnahme über den Dünndarm ist eng mit dem aktuellen Eisenbedarf verknüpft. Da der menschliche Organismus nur über sehr begrenzte Möglichkeiten zur Eisenausscheidung verfügt, wird der Eisenstoffwechsel praktisch über die intestinale Eisenabsorption reguliert. Die physiologischen Schwankungen im täglichen Eisenbedarf werden normalerweise durch entsprechende Regulationsanpassung über die Dünndarmepithelzellen reguliert. Der Eisengehalt der Nahrung und dessen Bioverfügbarkeit limitieren allerdings die Möglichkeit der Bedarfsanpassung in relativ engen Grenzen. Aus einer typischen mitteleuropäischen Mischkost können maximal 3–4 mg Eisen pro Tag entnommen werden.

Änderungen in den beiden Hauptkompartments des Körpereisens, dem Speichereisenpool und der Erythrozytengesamtmasse sind die wichtigsten Regulationsgrößen für die Bedarfsanpassung des Absorptionsprozesses.

Andere Faktoren, wie z.B. Schwangerschaft, Hypoxie und Entzündung haben jedoch ebenfalls Einfluß auf das Absorptionsverhalten.

Der Absorptionsprozeß kann unterteilt werden in (1) eine *luminale Phase*, (2) eine *mukosale Phase* und (3) die *Phase der Abgabe an das Transportprotein Transferrin im zirkulierenden Blut* (Abb. 2). Im Darmlumen unterliegt das Nahrungseisen zunächst einer Reihe von fördernden und hemmenden Einflüssen, die den endgültig von den Epithelzellen aufgenommenen Eisenanteil bestimmen. Dabei ist zu unterscheiden, daß Häm-Eisen als intaktes Häm-Molekül aufgenommen wird, während die übrigen Nahrungseisenanteile (Nicht-Häm-Eisen) nur in gelöster Form aus dem Lumen in die Zelle aufgenommen werden

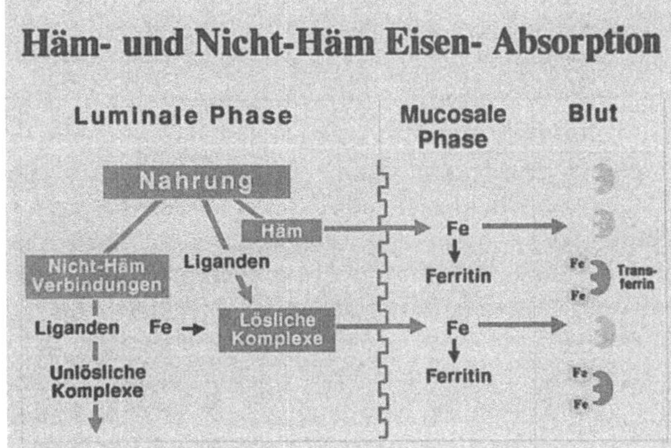

Abb. 2. Intestinale Nahrungseisenabsorption: (1) luminale Phase: Nahrungseisen pflanzlicher Herkunft (Nicht-Häm-Eisen) muß aus seiner jeweiligen Bindung in den Nahrungsstoffen gelöst werden, um von der Mukosazelle aufgenommen werden zu können. Häm-Eisen (Fleisch) wird dagegen als intaktes Häm-Molekül in die Mukosazelle aufgenommen. (2) mukosale Phase: in die Mukosazelle aufgenommenes Eisen wird je nach Bedarf direkt an das Blut, d.h. an das Transportprotein Transferrin abgegeben oder als Ferritin in der Zelle gespeichert. (3) Phase der Abgabe in das zirkulierende Blut: das aufgenommene Eisen wird, soweit nicht an Ferritin gebunden, von dem Transferrin übernommen und an den Ort des Bedarfs abtransportiert (s.a. Text)

können. Aufgrund der relativen Unabhängigkeit des Häm-Eisens von den intraluminalen Hemm- und Fördereinflüssen auf die intestinale Eisenaufnahme ist Fleisch eine biologisch wichtige, gut bioverfügbare Nahrungseisenquelle für den Menschen.

In der Mukosazelle passiert das Eisen entweder innerhalb von wenigen Minuten das Zytosol wenn ein hoher Bedarf besteht, oder wird zunächst teilweise in der Zelle, gebunden an das spezifische Speicherprotein Ferritin, abgelegt. Das in das zirkulierende Blut gelangende Eisen wird von einem spezifischen Transportprotein, dem Transferrin, aufgenommen und über die Blutbahn im Organismus verteilt (Abb. 2).

Eisentransport

Unter normalen Bedingungen finden sich im zirkulierenden Blut etwa 3–4 mg Eisen in Form des Transferrineisenkomplexes (Abb. 1). Das Plasmaeisen entstammt sowohl dem Erythrozytenkatabolismus als auch dem Reservekompartment und der Nahrung. Die gesamte Plasmaeisenmenge wird täglich ca. 5- bis 10mal umgesetzt. Die mittlere Serumeisenkonzentration beträgt etwa 60–160 μg/dl. Das Transportprotein Transferrin ist normalerweise nur zu ca. 30% mit Eisen gesättigt.

Transferrin gehört zu einer Familie von in der Natur weit verbreiteten Glykoproteinen, die neben Eisen auch andere Metallionen binden können. Ein Transferrinmolekül vermag maximal 2 Eisenatome zu binden. Die Eisenaufnahme durch die Zelle erfolgt über einen spezifischen Rezeptor, der an der Zelloberfläche eisenbedürftiger Zellen entsprechend dem Bedarf exprimiert wird. Die Rezeptordichte ist zugleich ein Maß für die Proliferationsintensität einer Zellpopulation. Wie andere Membranrezeptoren auch, wird der Transferrinrezeptor als abgelöster Rezeptoranteil in das zirkulierende Blut abgegeben und kann dort als löslicher Transferrinrezeptor nachgewiesen werden (s. unten).

Transferrin verbindet sich auf der Zelloberfläche mit dem Rezeptor zu einem Komplex, der als solcher internalisiert wird. Im Zellinneren gibt dieser Komplex sein Eisen ab und kehrt eisenfrei an die Zelloberfläche zurück. Dort löst sich das eisenfreie Transferrin (Apotransferrin) aus dem Komplex und steht zu einem weiteren „Eisentransport-Shuttle" wieder zur Verfügung.

Die höchste Transferrinrezeptordichte weisen erythropoetische Vorläuferzellen im Knochenmark auf. Unreife Normoblasten weisen bis zu 900 000 Rezeptoren pro Zelle auf, während Retikulozyten nur noch ca. 100 000 Rezeptoren besitzen. Reife Erythrozyten, die kein Hämoglobin mehr synthetisieren, sind nicht mehr in der Lage, Transferrinrezeptoren zu exprimieren.

Eisenspeicherung

Eisen, das nicht unmittelbar im Zellstoffwechsel Verwendung findet, wird im Gewebe in zwei histochemisch unterscheidbaren Formen intrazellulär gespeichert: Als *Ferritin*, ein diffus im Zytosol verteiltes Protein und als *Hämosiderin*, ein histochemisch abgrenzbares wasserunlösliches Speicherprotein. Hämosiderin, das speziell in Lysosomen aggregiert vorkommt, ist wahrscheinlich ein Degradationsprodukt des Ferritins.

Ferritin findet sich praktisch in jeder Zelle, bevorzugt jedoch in den Leberparenchymzellen, im Muskelgewebe und vor allem in den Zellen des retikuloendothelialen Systems. Ferritin ist ein archaisches Protein, das in der Natur weite Verbreitung erfahren hat. Ferritinartige Proteine finden sich schon bei einfachen tierischen und pflanzlichen Organismen, wie z.B. bei Pilzen. In Form von Ferritin/Hämosiderin sind etwa 20–25% des Körpereisenbestandes gespeichert. Das Ferritinmolekül ist aus 24 Proteinuntereinheiten zusammengesetzt, die eine Hohlkugel formen, in deren Inneren bis zu 4500 Eisenatome in mineralischer Form Platz finden. Ein maximal mit Eisen beladenes Ferritinmolekül erreicht dabei ein Molekulargewicht von ca. 900000 Daltons. Die Biosynthese von Ferritin und ebenso die des Transportproteins Transferrin wird direkt von ihrem spezifischen Substrat Eisen beeinflußt. Über ein Regulationsprotein, das als „iron responsive element (IRE)" bezeichnet wird, können die für die Synthese verantwortlichen Transferrin- und Ferritingene an- bzw. abgeschaltet werden. Daraus ergibt sich eine bedarfsorientierte Biosynthese dieser Regulatorproteine des Eisenstoffwechsels.

Ferritin findet sich nicht ausschließlich in eisenspeichernden Zellen, sondern wird auch an das zirkulierende Blut in Nanogramm-Mengen abgegeben. Das zirkulierende, meist neu synthetisierte Protein, das überwiegend eisenfrei, als Apoferritin vorkommt, weist eine direkte quantitative Beziehung zum vorhandenen Reserveeisen auf und hat daher inzwischen eine wichtige Funktion als nichtinvasiver, leicht bestimmbarer diagnostischer Indikator des individuellen Reserveeisenstatus erlangt (Abb. 3). Die quantitative Messung der Serumferritinkonzentration erfolgt mittels sensitiver radio- bzw. enzymimmunologischer Meßmethoden bzw. mit Hilfe lumineszenzoptischer Meßverfahren. Die Serumferritinbestimmung kann heute die ehemals nur über invasive bioptische Maßnahme erzielbare Reserveeisenbestimmung ersetzen. Allerdings verhält sich Ferritin wie ein Akutphasenprotein, dessen Biosynthese z.B. bei Entzündungsprozessen induziert wird. Unter den Bedingungen akut- oder chronisch entzündlicher Systemerkrankungen nimmt daher die Serumferritinkonzentration zu, ohne daß entsprechende Zuwächse im Speichereisenkompartment entstehen. Damit verliert der Parameter Serumferritin unter diesen Bedingungen seine sonst zuverlässige Indikatorfunktion für das diffus verteilte Reserveeisen. Ebenso kann die Freisetzung zellulären Ferritins beispielsweise bei Leberparenchymschäden oder malignen Tumoren zur inadäquaten Erhöhung der Serumferritinkonzentration beitragen und damit die Korrelation zum vorhandenen Reserveeisen verändern. Eine Erniedrigung der Ferritinkonzentration unter 12 µg/l zeigt jedoch immer einen Eisenmangel an.

Eisen und Hämsynthese

Nach intrazellulärer Freisetzung aus dem Transferrin-Transferrinrezeptor-Komplex durch pH-Erniedrigung in Endosomen (s. oben), wird das Eisen für

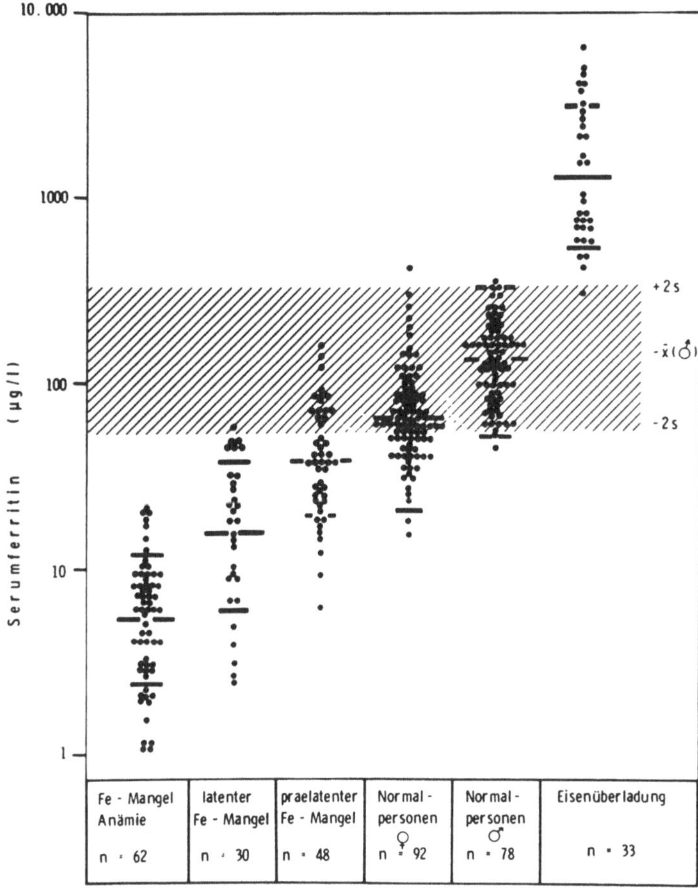

Abb. 3. Serumferritinkonzentration bei unterschiedlichem Körpereisenstatus. Der angegebene Normbereich für männliche Normalpersonen ist, methodisch bedingt, höher, als inzwischen mittels des WHO-Ferritin-Standards ermittelt. Unser aktueller Normbereich umfaßt für Männer: 35–217 µg/l, für Frauen: 23–110 µg/l

die Hämsynthese verfügbar. Mittels des Enzyms Ferrochelatase erfolgt im Verlauf des Hämsyntheseprozesses der Einbau des Eisens in das Protoporphyrin.

Dieser letzte Schritt der Hämsynthese ist in den Mitochondrien lokalisiert, wie Abb. 4 zeigt. Häm und Globin vereinigen sich sodann im Zytosol zum kompletten Hämoglobinmolekül. Eisen, das keine Verwendung für die Hämsynthese findet, wird ähnlich wie in den Dünndarmepithelzellen (s. oben) in Form von Ferritin intrazellulär gespeichert. Mikroskopisch erscheint der intrazelluläre Eisenvorrat als eisenhaltiges Aggregat in Form sichtbarer Granula (Siderosomen) in den Erythroblasten des Knochenmarkes und kann als ein morphologischer Indikator für die Eisenausstattung der erythropoetischen Vorläuferzellen bzw. für Störungen des Häm-Synthese-Prozesses herangezogen werden (Abb. 5). Bei gestörter Hämsynthese, z.B. nach Bleiintoxikation oder bei verschiedenen For-

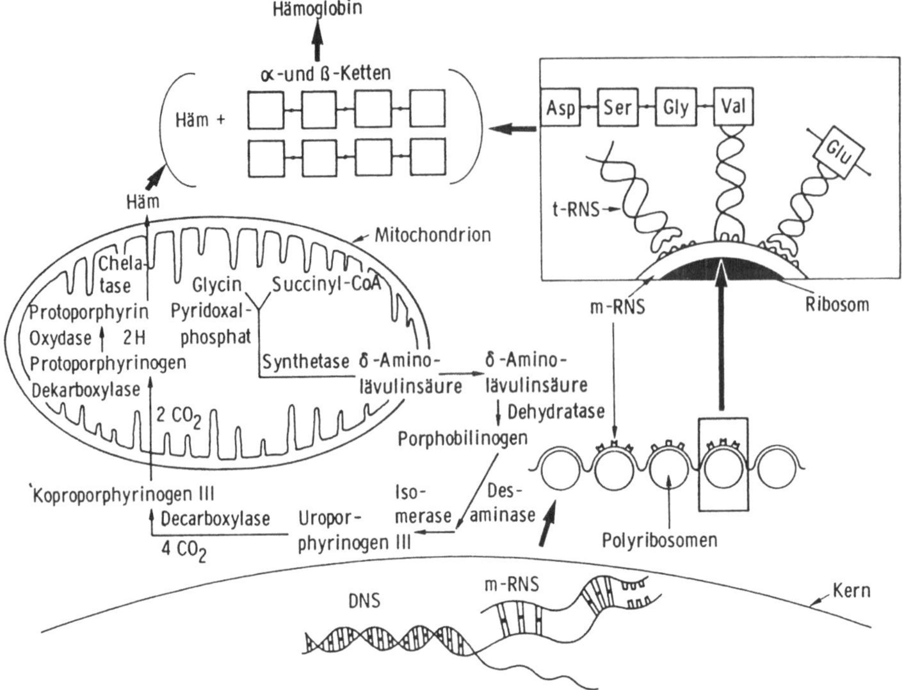

Abb. 4. Hämoglobin-Biosynthese (s. Text). (Aus Moore u. Brown [7])

men des myelodysplastischen Syndroms kommt es zu einer massiven Überladung der Zelle mit Eisen infolge inadäquater Utilisation durch das Hämsynthesesystem. Als morphologischer Ausdruck der gestörten Hämsynthese findet sich in den Erythroblasten massenhaft Eisen in Siderosomen und ist dort mittels der Berliner-Blau-Reaktion in Form pathologischer Ringsideroblasten lichtmikroskopisch nachweisbar. Bei Mangel an Eisen dagegen verschwinden die färbbaren Eisengranula und es kommt zu einem Anstieg der intrazellulären Konzentration des Häm-Precursors Protoporphyrin als Reboundphänomen auf das unzureichende Eisenangebot. Das leicht meßbare erythrozytäre Protoporphyrin ist dabei ein guter Indikator einer gestörten Hämsynthese, der allerdings nicht immer allein ein Eisenmangel zugrunde liegen muß.

Das Resultat eines anhaltenden Eisenmangels, die Hypochromie und Mikrozytose der Erythrozyten, ist somit Ausdruck einer Hämsynthesestörung durch mangelhaftes Eisenangebot an das Hämsynthesesystem.

Diagnostische Beurteilung des Eisenstatus

Die Pathologie des menschlichen Eisenstoffwechsels wird geprägt durch zwei mögliche Normabweichungen, einen Mangel an Eisen bzw. einen pathologisch

		Normal	Speichereisen-Mangel	Eisen-defizitäre Erythropoese	Eisenmangel Anämie
Eisen-Speicher →					
Erythron-Eisen →					
Knochenmark-Fe	(0-6)	2 - 3+	0 - 1+	0	0
Transferrin (TEBK)	(µg/dl)	330 ± 30	360	390	410
Serumferritin	(µg/l)	100 ± 60	20	10	10
Eisenabsorption		normal	↑	↑	↑
Serumeisen	(µg/dl)	115 ± 50	115	< 60	< 40
Sättigung (TEBK)	(%)	35 ± 15	30	< 15	< 10
Sideroblasten	(%)	40 - 60	40 - 60	< 10	< 10
Ery-Protoporphyrin	(µg/dl Ery)	30	30	100	200
Erythrozyten		normal	normal	normal	mikrozytär u. hypochrom
MCH	(pg)				< 27
MCV	(fl)				< 85
MCHC	(g/dl)				< 31

Abb. 5. Diagnostikschema der Eisenmangelstadien. (Nach Bothwell et al. [1])

zu hohen Körpereisenbestand. Die diagnostische Beurteilung des Körpereisen-status zielt im Prinzip auf die Aufdeckung des Vorhandenseins solcher Abwei-chungen von der Norm.

Für den hier vor allem zu diskutierenden Eisenmangel gilt, daß eine negative Eisenbilanz zunächst immer zu einer Mobilisierung des Reserveeisens führt. Dieses frühe Stadium des Eisenmangels wird als *Speichereisenmangel* bezeich-net (Abb. 5). Zum Nachweis des Speichereisens kann man sich entweder des histochemischen Nachweises von Gewebeeisen in Bioptaten aus Knochenmark oder Leber mittels der Berliner-Blau-Reaktion bedienen oder man kann, weni-ger invasiv, von der Beziehung Serumferritin zu Speichereisen Gebrauch ma-chen und mittels der individuellen Serumferritinkonzentration den Reserveeise-nanteil quantitativ abschätzen. Eine Serumferritinkonzentration von weniger als 20 µg/l zeigt sowohl bei männlichen wie weiblichen Patienten eine kritische Verminderung der Eisenreserve an. Die Konzentration des Eisencarriers Trans-ferrin steigt bei Abnahme der Eisenreserve stets kompensatorisch an, ist im Vergleich zum Serumferritin jedoch nur als qualitativer Speichereisenmangelin-dikator anzusehen. Ein sehr sensibler Indikator für eine Speichereisenvermin-derung ist dagegen die quantitative Messung der Eisenabsorption, die ebenso wie das Transportprotein Transferrin bereits bei Speichereisenmangel kompen-satorisch ansteigt. Die Messung der Eisenabsorption ist aber an den Gebrauch eines Ganzkörperzählers und die Verwendung eines Radionuklids (z.B. 59 Fe) gebunden, so daß dieser indirekte Reserveeisenindikator nur diagnostische Be-deutung im Rahmen von wissenschaftlichen Untersuchungen erlangt hat.

Wenn die Eisenreserven völlig aufgebraucht sind, wird das nächste, diagno-stisch abgrenzbare Stadium des Eisenmangels, das Stadium der *eisendefizitären Erythropoese* erreicht. Bezogen auf das meßbare Transporteisen äußert sich dieses Eisenmangelstadium in einer signifikanten Abnahme des Serumeisens, woraus eine Erniedrigung der Sättigung des Transferrins mit Eisen auf weniger als 15% resultiert. Zugleich steigt, wie bereits oben ausgeführt, der Anteil des Häm-Precursors Protoporphyrin in den Erythrozyten über Norm an und kann als sensibler, leicht bestimmbarer Parameter für dieses Eisenmangelstadium herangezogen werden (Abb. 5). Die unzureichende Versorgung der Erythropoese mit Eisen wird außerdem lichtmikroskopisch sichtbar in der Abnahme der Eisengranula (Siderosomen) der erythropoetischen Vorläufer im Knochenmark, deren Nachweis daher auch im Rahmen einer histochemischen Knochenmarkuntersuchung zur Beurteilung des Eisenmangelstadiums mit herangezogen werden kann.

Aufgrund der relativ langen Lebenszeit der Erythrozyten nimmt der Anteil der unzureichend mit Hämoglobin ausgestatteten Erythrozyten langsam zu, während gleichzeitig die Erythrozytenproduktion rückläufig ist. Es bilden sich die charakteristischen Merkmale des Endstadiums der Entwicklung zum Eisenmangel aus – es entsteht eine Anämie mit kleinen, hämoglobinarmen Erythrozyten. Mittels der Hämoglobinbestimmung und der Messung der Erythrozytenindices (mittlere zelluläre Hämoglobinkonzentration (MCH), mittleres Zellvolumen (MCV) und mittlere zelluläre Hämoglobinkonzentration (MCHC)) kann dieses Stadium des *manifesten Eisenmangels (Eisenmangelanämie)* abgegrenzt und definiert werden. Dabei ist eine ausgeprägte Hypochromie und Mikrozytose immer ein Zeichen für einen schon seit mehreren Monaten bestehenden Eisenmangel. Um eine bestehende Anämie auf die Frage hin zu untersuchen, ob ihr ein Eisenmangel zugrunde liegt, genügt es jedoch, neben der Hämoglobinbestimmung das Serumferritin zu bestimmen. Ist dieses gleichzeitig auf Werte unter 12 µg/l erniedrigt, so kann immer und ohne Ausnahme von einem Eisenmangel als Ursache der Anämie ausgegangen werden.

Eisen und Erythropoese

Zur Aufrechterhaltung der erythropoetischen Homöostase ist ein ständiger Eisenzufluß aus dem zirkulierenden Blut erforderlich. Die Neuproduktion von Erythrozyten ist ein hochdynamischer Prozeß. Pro Sekunde werden 2 Mio. Zellen neu gebildet. Die Produktionsrate unterliegt einer sensitiven, bedarfsorientierten Kontrolle.

Der Eisenbedarf der Erythropoese wird normalerweise aus dem Eisen der katabolisierten Erythrozyten, dem absorbierten Nahrungseisenanteil und aus den Eisenspeichern gedeckt. Unter den Bedingungen einer basalen Erythropoese ist das katabolisierte Erythrozyteneisen die Hauptquelle für das Transporteisen. Übersteigt jedoch der aktuelle Bedarf die Größe dieses Eisenpools (s. Abb. 1), so erlangen absorbiertes Eisen und Reserveeisen eine limitierende Bedeutung für die erythropoetische Produktionskapazität. Unabhängig von der vorhandenen Reserveeisenkapazität bestimmt das verfügbare, transferringebundene Eisen die aktuelle erythropoetische Produktionsrate. Eine ca. vierfache Steigerung der Erythrozytenproduktion erfordert eine Plasmaeisenkonzentration von mehr als 100 µg/dl. Umgekehrt zeigt eine Transferrinsättigung von weniger als 20% eine unzureichende Transporteisenkapazität im Sinne eines „funktionellen Eisenmangels" an, die zu einer suboptimalen erythropoetischen

Regenerationsrate führt. Bei Personen mit normal funktionierender Hämatopoese ist der aus intestinaler Eisenabsorption und Erythrozytenkatabolismus stammende Eisenanteil nicht ausreichend, um den Eisenverlust z.B. aus wöchentlichen Aderlässen zu 500 ml Vollblut (entsprechend ca. 200–250 mg Eisen) auszugleichen. Wie Abb. 6 zeigt, kann unter diesen Bedingungen solange eine adäquate erythropoetische Regeneration aufrechterhalten werden, wie noch ausreichend Reserveeisen vorhanden ist. Fehlt jedoch jegliche Eisenreserve, so führt der wöchentliche Eisenentzug von 200–250 mg zu einer eisendefizitären Erythropoese, wenn nicht über orale oder parenterale Eisenapplikation die Zufuhr ergänzt wird. Um unter der Voraussetzung völlig fehlender Eisenreserven eine tägliche Hämoglobinerhöhung von 0,2 g/dl zu erzielen, müssen ca. 40–60 mg Eisen über die intestinale Eisenabsorption ergänzt werden. Aus dem Nahrungseisenangebot allein ist dieser Bedarf nicht zu decken. Aus einer mitteleuropäischen Mischkost werden auch unter optimalen Bedingungen, wie be-

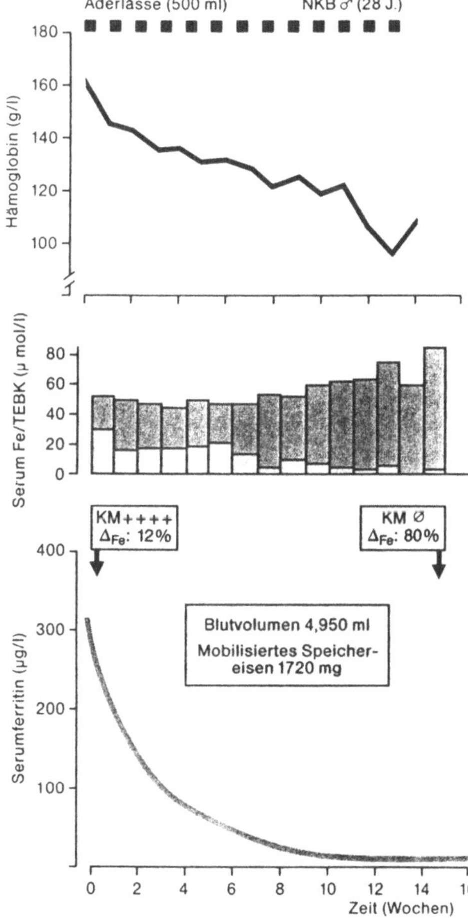

Abb. 6. Reserve-Eisenmobilisation durch Aderlaß: Bei einem gesunden Erwachsenen mit gering erhöhter Reserveeisenmenge (1,7 g) wurden 13 Aderlässe zu 500 ml in Abständen von einer Woche durchgeführt um das vorhandene Reserveeisen vollständig zu mobilisieren. Nach 7 Aderlässen kommt es zu einer zunehmenden Verminderung des Serumeisens und einem kompensatorischen Anstieg des Transferrins (= totale Eisenbindungskapazität (*TEBK*)). Erst nach völliger Erschöpfung der Eisenreserve, erkennbar an der Ferritinkonzentration unter 12 µg/l, tritt ein steiler Hb-Abfall als Indiz für die fehlenden Reserveeisenkompensation ein. *KM*, histochemisch nachgewiesenes Knochenmarkeisen; *ΔFe*, intestinale 59Fe-Testdosis-Absorption

reits ausgeführt, nicht mehr als ca. 3–4 mg Eisen pro Tag absorbiert, was bei weitem nicht dem Bedarf bei einem manifesten Eisenmangel entspricht.

Ist dagegen, wie z.B. im Falle der genetischen Hämochromatose, eine überdimensionale Menge mobilisierbaren Speichereisens vorhanden, so kann über Monate bis Jahre ein Eisenentzug in Form von Aderlässen erfolgen, ohne daß ein signifikanter Hb-Abfall eintritt. Im Fall der Hämochromatose kann deshalb dieser Sachverhalt zur Mobilisation des überschüssigen, potentiell gewebetoxischen Reserveeisens verwendet werden.

Eisenbedarf bei therapeutischer Anwendung von rekombinantem Erythroipoetin

Mit rekombinantem humanem Erythropoietin (rhEPO) kann die Erythropoese praktisch über die Grenzen der physiologischen Regulation hinaus stimuliert werden. Der induzierbare erythropoetische Proliferationsschub kann dabei zumindest zeitweilig auch bei noch vorhandenem Reserveeisen den Status einer eisendefizitären Erythropoese induzieren (Abb. 7).

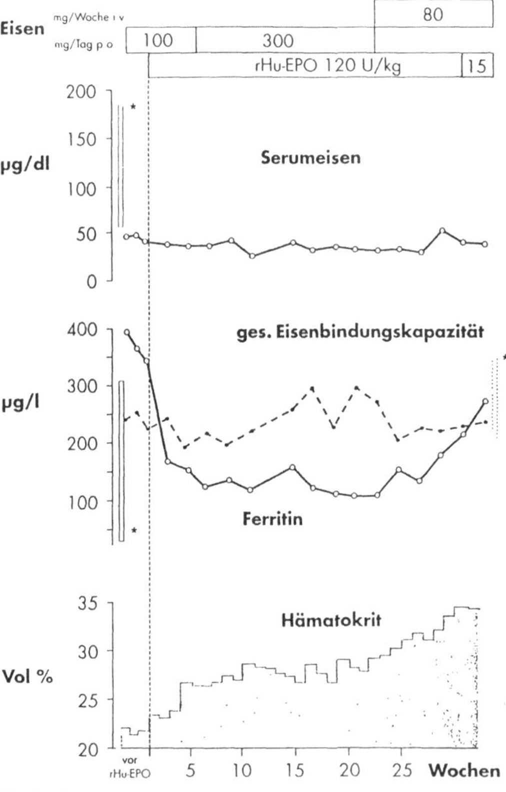

Abb. 7. Therapieverlauf bei einem männlichen Dialysepatienten, der wegen renaler Anämie rhEPO erhalten hat: Unter zunächst 100 mg und später 300 mg Eisen oral nach anfänglichem Hb-Anstieg zwischen 10. und 22. Therapiewoche Stagnation des Hb-Anstiegs bei normaler Serumferritinkonzentration und Sättigung der TEBK um 20%. Nach i.v. Eisenapplikation mit 2mal 40 mg pro Woche, deutlicher erneuter Hb-Anstieg bei gleichbleibender rhEPO-Dosis. (Aus Bergmann et al. [5])

In einer Bilanzstudie mit gesunden Probanden haben Skikne u. Cook [8] gezeigt, daß eine Gabe von 100 µg/kg·d rhEPO, an 10 Tagen über 2 Wochen s.c. appliziert, eine erhebliche Mobilisation des vorhandenen Speichereisens bewirkt. Die initial durchschnittlich 43 µg/l betragende Serumferritinkonzentration fiel dabei ab auf 13 µg/l entsprechend einer Reserveeisenmobilisation von 375 mg. Bei Serumferritinausgangswerten von 50 µg/l oder weniger, wurde im Einzelfall das gesamte Reserveeisen praktisch aufgebraucht. Dieses Eisen wurde aufgewandt, für einen Hämoglobinanstieg von 142 ± 13 g/l auf 150 ± 16 g/l $(X \pm SD)$ entsprechend einem Zuwachs von 6%. Die intestinale Non-Häm-Nahrungseisenabsorption, die parallel zur rhEPO-Therapie gemessen wurde, war dabei auf das Zweifache gesteigert. Die Autoren haben errechnet, daß in diesem experimentellen Beispiel durch das rhEPO ein täglicher Eisenbedarf der Erythropoese von 27 mg vorlag, der einer täglichen Nahrungseisenaufnahme von 3–4 mg (s. o.) gegenübersteht. Daraus folgt, daß ohne zusätzliche Eisenzufuhr in Form von therapeutischem Eisen ein erheblicher Reserveeisenverlust eintreten muß, wie sich auch aus der Serumferritinverlaufsmessung (s. oben) ergeben hat. Um diesen Mehrbedarf zwecks Aufrechterhaltung des vorhandenen Reserveeisenlevels auszugleichen, sind in diesem Bilanzbeispiel 150 mg therapeutischen Eisens (z. B. Eisen(II)sulfat) p. o. erforderlich gewesen, wenn dieses Eisen zusammen mit einer Mahlzeit verabreicht wurde.

Bereits frühere klinische Beobachtungen bei der Therapie der renalen Anämie hatten gezeigt, daß der Effekt des rhEPO von der Verfügbarkeit des vorhandenen Speichereisens bzw. einer ausreichenden Substitution abhängig ist. Umstritten ist bisher jedoch die Indikationsabgrenzung für eine Eisensubstitution und die geeignete Eisenapplikationsform.

Eisenapplikation: oral oder parenteral?

Klinische Beobachtungen bei der Erythropoietintherapie renaler Anämien geben Anlaß zu der Frage, ob die parenterale Eisenapplikation effektiver ist als die orale Eisengabe, die bei intakter Funktion des Absorptionsorgans Dünndarm normalerweise die Applikationsform der Wahl ist. Wie Abb. 7 zeigt, kann in Einzelfällen bei gleichbleibender rhEPO-Dosis mittels parenteraler Eisenapplikation ein größerer Hb-Anstieg erzielt werden, als mit oral appliziertem Eisen. In einer unkontrollierten Studie konnten Tsobanelis et al. [9] zeigen, daß bei Dialysepatienten mit renaler Anämie eine wesentlich geringere rhEPO-Dosis ausreichte, um vergleichbare Hb-Anstiege zu erreichen, wenn die Eisensubstitution dann auf intravenöse Applikation umgesetzt wurde und wenn die Transferrineisensättigung 20% unterschritten hatte. Diese Beobachtungen, die noch einer Absicherung in Form kontrollierter Therapiestudien bedürfen, sprechen dafür, daß im Falle der erheblichen Steigerung des aktuellen Eisenbedarfs der Erythropoese unter Gabe von rhEPO die parenterale (intravenöse) Eisenapplikation den Anforderungen im Eisentransportsystem eher gerecht werden kann, als das durch Limitierungen in der Absorptionsregulation ggf. inadäquat zu geringe Eisenangebot bei oraler Applikation. Der parenteralen Eisengabe steht allerdings ein höheres Nebenwirkungsrisiko und eine nur begrenzte Aus-

wahl an handelsüblichen, intravenös applizierbaren Eisenpräparationen gegenüber. Andererseits kann durch eine optimale Eisenversorgung der durch rhE-
PO stimulierten Erythropoese, wie die Studie von Tsobanelis et al. [8] zeigt,
u.U. Erythropoietin in erheblichem Maße eingespart werden.

Für eine individuelle Steuerung des Eisenbedarfs ist es erforderlich, daß der
Reserveeisenstatus und die jeweilige Transporteisen- und Hämsynthesekonstel-
lation im Verlauf der Therapie kontrolliert werden kann. Eine eisendefizitäre
Erythropoese wurde bisher anhand der Erniedrigung der Transferrineisensättigung unter 20% bzw. anhand einer Erhöhung des erythrozytären Protoporphy-
rins auf Werte über 100 μg/dl definiert. Eine direktere Definition der eisendefizitären Erythropoese beschreibt die Situation als ein Mißverhältnis zwischen
zirkulierendem Transporteisen und der totalen Menge an erythropoetischen
Transferrinrezeptormolekülen. Demzufolge kann eine eisendefizitäre Erythropoese auch vorhanden sein, wenn die Transferrineisensättigung noch im Normbereich liegt, die Transferrinrezeptordichte auf den erythropoetischen Vorläuferzellen aber erheblich erhöht ist, wie dies beispielsweise bei der Thalassämia
major beschrieben ist [3]. Die Transferrinrezeptordichte ist inzwischen mittels
enzymimmunologischer Messung des löslichen Anteils des Transferrinrezeptors
(s. oben) im zirkulierenden Blut bestimmbar geworden [8]. Die vorläufigen Er-
kenntnisse zum Verhältnis des löslichen Transferrinrezeptors zum jeweiligen
aktuellen Proliferationsstatus der Erythropoese lassen erwarten, daß dieser Parameter einen detaillierteren Einblick in den jeweiligen Proliferationsstatus der
Gesamterythropoese und indirekt in deren Eisenbedürftigkeit liefert. Ergän-
zend steht mit der automatischen Analyse des Retikulozyten-Hämoglobinge-
haltes, d.h. der Erfassung der ggf. unzureichenden Ausstattung der neu entstehenden Erythrozyten mit Hämoglobin ein offenbar sehr sensibler früher Indikator für die Entwicklung einer eisendefizitären Erythropoese zur Verfügung.
Das Auftreten einer Retikulozytenpopulation mit reduziertem Hämoglobingehalt im Verlauf einer rhEPO-Therapie zeigt schon innerhalb weniger Tage den
erythropoetischen Eisenmangel an und erlaubt eine frühe und adäquate Eisensubstitution [4].

Zusammenfassung

Eisen ist einer der wichtigsten „rate limiting factors" der Erythropoese. Unter
basalen Bilanzbedingungen wird der tägliche Eisenbedarf der Erythropoese
zum größten Teil aus dem Katabolismus der überalterten Erythrozyten bestrit-
ten. Die Erythroblasten des Knochenmarks nehmen das Eisen über ein Transportprotein (Transferrin) vermittels eines an der Zelloberfläche exprimierten
Rezeptors (Transferrinrezeptor) auf. Die Rezeptordichte auf den Erythroblasten ist ein Maß für die Hämoglobinsyntheseaktivität der Zelle bzw. für deren
Eisenbedürftigkeit. Bei unzureichendem Eisenangebot wird die in Form der Serumferritinkonzentration quantitativ abschätzbare Eisenreserve für den erythropoetischen Bedarf mit herangezogen. Erst nach Erschöpfung der gesamten
Eisenreserve tritt normalerweise ein Defizit in der Eisenversorgung der Erythropoese ein, das an der Zunahme der intraerythrozytären Protoporphyrin-

konzentration bzw. einer Upregulation der Transferrinrezeptordichte der Erythroblasten ableitbar ist.

Die Therapie mit rhEPO überfordert offenbar z.T. das Eisentransportsystem und kann auch bei vorhandener Eisenreserve eine zumindest passager inkomplette Eisenversorgung der Erythropoese induzieren. Erkannt werden kann eine solche Konstellation an der Erniedrigung der Transferrineisensättigung unter die Marke von 20% bei gleichzeitiger Erhöhung der erythrozytären Protoporphyrinkonzentration. In diesem Fall ist eine Eisensubstitution erforderlich, da der erhöhte Eisenbedarf aus der Nahrung aktuell nicht ausreichend gedeckt werden kann.

Klinische Beobachtungen sprechen dafür, daß in diesem Fall eine intravenöse Eisengabe bei gleicher rhEPO-Dosis effektiver ist als eine orale Eisenapplikation. Die neuerdings meßbare Konzentration des löslichen Transferrinrezeptors im Blut und die automatische Registrierung von Hämoglobin-Konzentrations-Histogrammen der Retikulozyten geben in Zukunft möglicherweise noch früher und spezifischer als die Transferrineisensättigung und das Erythrozyten-Protoporphyrin darüber Auskunft, wann unter einer rhEPO-Therapie die Erythropoese eisendefizitär wird und eine Eisensubstitution erfordert.

Literatur

Die Grundlagen des Eisenstoffwechsels finden sich für den interessierten Leser zusammengefaßt in:
1. Bothwell TH, Charlton RW, Cook JD, Finch CA (eds) (1979) Ion metabolism in man. Blackwell Scientific Publications, Oxford
2. Crichton RR (ed) (1991) Inorganic biochemistry of iron metabolism. Ellis Horwood Series in Inorganic Chemistry, Chichester, Sussex

Weiterführende Literatur
3. Adamson JW (1993) Iron and Erythropoiesis. In: Bauer C, Koch KM, Scigalla P, Wieczorek L (eds) Erythrpoietin. Molecular physiology and clinical applications. Marcel Dekker, New York, pp 161–175
4. (1993) Blood 81:956–964
5. Bergmann M et al. (1990) Internat J Artific Organs 13:109
6. Jacobs A, Worwood M (1974) Iron metabolism, iron deficiency, iron overload. In: Hardisty RM, Weatherall DM (eds) Blood and its disorders. Blackwell Scientific Publications, Oxford, p 351
7. Moore CV, Brown EB (1967) Acta Clin 7:29
8. Skikne BIS, Cook JD (1993) Influence of recombinant human erythropoietin on iron metabolism in healthy subjects. In: Bauer C, Koch KM, Scigalla P, Wieczorek L (eds) Erythropoietin. Molecular physiology and clinical applications. Marcel Dekker, New York, pp 177–187
9. Tsobanelis T, Hoppe D, Scigalla P, Grützmacher P (1991) Optimierte Behandlung der renalen Anämie mit kombinierter intravenöser Eisen- und ultra-low-dose Erythropoietin Substitution. Nieren- und Hochdruck-Krankheiten 20:454 (Abst.)

Teil III
Klinischer Einsatz von rhEPO im Rahmen der autologen Bluttransfusion / Transfusionsvermeidung

Rationale für die Eigenblutspende in der elektiven Chirurgie mit oder ohne Einsatz von rekombinantem, humanem Erythropoietin

P. Scigalla, W. Franke, D. Messinger

Etwa 10–15 % aller chirurgischen Eingriffe sind elektiv, d. h. der Termin zur Operation kann geplant und individuell festgelegt und damit der Patient optimal auf diesen Eingriff vorbereitet werden. Zu dieser Vorbereitung gehört unter anderem auch die Abschätzung des zu erwartenden Blutverlustes und die konsekutive Bereitstellung ausreichender Blutkonserven zur Kompensation des Blutverlustes.

Die Kompensation der Blutverluste kann durch verschiedene Maßnahmen erfolgen, z. B. durch isovolämische Hämodilution und/oder intraoperative Autotransfusionen, durch Fremdblutkonserven, aber auch durch Eigenbluttransfusionen.

In den letzten Jahren ist die Zahl der Ärzte und Patienten, die sich bei großen blutigen elektiven Eingriffen für die Eigenblutspende entschieden haben, stark angestiegen. Grund hierfür ist, daß trotz der hohen Qualität der homologen Blutkonserven ein Restrisiko vor allem für die Übertragung von Viren oder die Induktion von humoralen Immunreaktionen bleibt. Der Grundsatz, der schon vor vielen Jahren zu Beginn der Bluttransfusionsära aufgestellt wurde, gilt deshalb auch noch heute: „Das patienteneigene Blut ist das sicherste Blut" [5].

Wenn Arzt und Patient sich für die präoperative Eigenblutspende entschieden haben, ist zu überlegen, wie diese Blutspende zu organisieren ist. Das Procedere der Eigenblutspende wird von einer Vielzahl von Faktoren beeinflußt. Zu diesen Faktoren, die die Effektivität der Eigenblutspende und letztendlich auch die Indikation zum Einsatz – oder auch zum Nichteinsatz – von rekombinantem, humanem Erythropoietin bestimmen, gehören:

- Ausgangshämatokritwert und der anzustrebende präoperative Hämatokritwert,
- das Blutvolumen, das vom Körpergewicht und vom Geschlecht abhängig ist,
- der zu erwartende intra- und postoperative Blutverlust,
- der körperliche Zustand der Patienten.

Sehr wesentlich für das Procedere der Eigenblutspende ist der Hämatokrit zu Beginn der Eigenblutspende (Ausgangshämatokrit) und der präoperativ anzustrebende Hämatokrit. Entsprechend der „American Association of Bloodbanks" ist in der Regel ein Hämatokrit von 33 Vol. % die untere Grenze, bei der Eigenblut gespendet werden darf [10]. Das heißt, die roten Blutzellen, die den Hämatokrit oberhalb von 33 Vol.% ausmachen, sind als die Zellen zu betrachten, die direkt für die Eigenblutspende zur Verfügung stehen. Diese roten Blutzellen bilden die sog. endogene rote Blutzellreserve.

Der präoperativ anzustrebende Hämatokritwert kann aus medizinischen Gründen nach oben, aber auch nach unten verschoben werden. So liegt dieser Wert z.B. bei Patienten mit Angina pectoris oftmals höher; bei kräftigen, gesunden jungen Männern kann der anzustrebende präoperative Hämatokritwert aber auch ohne weiteres auf 30 Vol.% oder darunter festgelegt werden. Das bedeutet, daß die Festlegung des anzustrebenden präoperativen Hämatokrits eine sehr wichtige Entscheidungsgröße bei der Eigenblutspende ist. Sie beeinflußt sehr wesentlich die Zahl der roten Blutzellen, die zur Kompensation eines zu erwartenden Blutverlustes bei der Eigenblutspende gewonnen werden können. Es wird ferner klar, daß die Festlegung des anzustrebenden präoperativen Hämatokritwertes individuell vom behandelnden Arzt getroffen werden muß.

Neben dem Ausgangshämatokrit und dem angestrebten präoperativen Hämatokrit bestimmt das individuelle Blutvolumen die Zahl der roten Blutzellen, die zur Eigenblutspende und damit prinzipiell zur Kompensation eines intra- bzw. postoperativen Blutverlustes zur Verfügung stehen. Das Blutvolumen ist stark abhängig von der Körpergröße, vom Körpergewicht und auch vom Geschlecht [7]. Diese Beziehungen lassen sich mathematisch beschreiben durch folgende Formeln:

Männer: $BV = 0{,}3669 \cdot$ Größe (m^3) $+ 0{,}03219 \cdot$ Körpergewicht (kg) $+ 0{,}6041$
Frauen: $BV = 0{,}3561 \cdot$ Größe (m^3) $+ 0{,}03308 \cdot$ Körpergewicht (kg) $+ 0{,}1833$

Die Wichtigkeit dieser Beziehungen für die Eigenblutspende läßt sich am besten an Beispielen demonstrieren. So ist das errechnete Blutvolumen eines 50 kg schweren, 1,70 m großen Mannes 4,016 l, während es bei einem 100 kg schweren und 1,90 m großen Mann 6,340 l beträgt. Bei einer 50 kg schweren und 1,70 m großen Frau ist das Blutvolumen 3,587 l, während es bei einer 100 kg schweren, 1,90 m großen Frau 5,934 l beträgt. Hier wird deutlich welche Konsequenzen sich aus der Bestimmung des Blutvolumens für die Eigenblutspende ergeben. Folgende klinisch-relevante Schlußfolgerungen lassen sich ableiten:

– Frauen haben gegenüber Männern signifikant geringere Blutvolumen.
– Je kleiner und je leichter die Patienten sind, desto geringer ist das Blutvolumen.

Aus dem bisher Gesagten wird klar, daß die Zahl der roten Blutzellen, die zur Kompensation des zu erwartenden Blutverlustes prinzipiell zur Verfügung stehen (= endogene rote Blutzellreserve), entscheidend bestimmt wird durch die Differenz aus Hämatokrit bei Beginn der Eigenblutspende und präoperativem Hämatokrit sowie durch das Blutvolumen und Geschlecht. Dies ist in Tabelle 1 dargestellt. Man erkennt, daß vor allem bei leichten Patienten, und dann mehr bei Frauen als bei Männern, die endogene rote Blutzellreserve sehr niedrig ist. Durch Herabsetzen des anzustrebenden präoperativen Hämatokrits läßt sich

Tabelle 1. Endogene rote Blutzellreserve in Abhängigkeit von Hämatokrit und Blutvolumen

	♂		♀	
	50 kg, 170 cm	100 kg, 190 cm	50 kg, 170 cm	100 kg, 190 cm
Ausgangs-HKt = 45 Vol.-% Präoperativer HKt = 34 Vol.-%	0,839	1,327	0,751	1,242
Ausgangs-HKt = 39 Vol.-% Präoperativer HKt = 34 Vol.-%	0,514	0,813	0,459	0,761
Ausgangs-HKt = 39 Vol.-% Präoperativer HKt = 30 Vol.-%	0,839	1,327	0,751	1,242

die endogene rote Blutzellreserve anheben. Dies ist aber nur bei einem Teil der Patienten möglich.

Die Eigenblutspende zielt darauf ab, daß die roten Blutzellen, die zur endogenen roten Blutzellreserve gehören, präoperativ gespendet werden. Ferner soll der mit der präoperativen Blutspende verbundene Hämatokritabfall einen Anstieg des endogenen Erythropoietinspiegels induzieren, der wiederum zu einer Stimulation der endogenen Erythropoese führt. Diese theoretischen Überlegungen konnten in der Praxis bestätigt werden. So haben Kickler u. Spivak [4] zeigen können, daß mit den durch die Eigenblutspende raschen Hämatokritabfällen bei Männern und Frauen praktisch gleiche Anstiege der endogenen Erythropoietinspiegel zu beobachten sind.

Allerdings ist anzumerken, daß die Anstiege der endogenen Erythropoietinspiegel nur schwach ausgeprägt waren (Abb. 1). Diese geringfügigen Anstiege der endogenen Erythropoietinspiegel scheinen ausreichend zu sein, um eine signifikante Steigerung der endogenen Erythropoese zu induzieren. So war das über 4 Wochen kumulierte Nettovolumen von roten Blutzellen, deren zusätzliche Bildung durch die Eigenblutspende induziert wurde, in den beiden von uns durchgeführten kontrollierten Studien immerhin 477 ml (MF 4228) bzw. 475 ml (MF 4185) (Abb. 2).

Andererseits sind die geringen Anstiege der endogenen Erythropoietinspiegel gleichzeitig die Rationale dafür, daß sich durch kurzzeitigen Einsatz von pharmakologischen Dosierungen von rekombinantem, humanem Erythropoietin die endogene Erythropoese signifikant stärker stimulieren läßt. Diese Überlegungen sind durch die eigenen Studien, aber auch durch die in der Literatur publizierten Daten inzwischen bestätigt worden [1, 2, 11, 12].

Ein weiterer sehr wichtiger Faktor bei der Indikationsstellung zur Eigenblutspende und bei der Festlegung des Spendeschemas ist der zu erwartende intra- und postoperative Blutverlust. Hierbei ist zu beachten, daß dieser – selbst bei gleicher Operationstechnik – sehr variabel ist. So liegt der Blutverlust bei der Erst-Hüftgelenksoperation in dem einen Zentrum im Median bei 900 ml, in dem anderen im Median bei 1600 ml. Es muß auch beachtet werden, daß Hüftgelenksoperation nicht gleich Hüftgelenksoperation ist. Während bei Erstoperationen der mittlere Blutverlust zwischen 900 und 1600 ml schwankt, liegt er bei der Zweitoperation im Median bei 2500 ml und darüber.

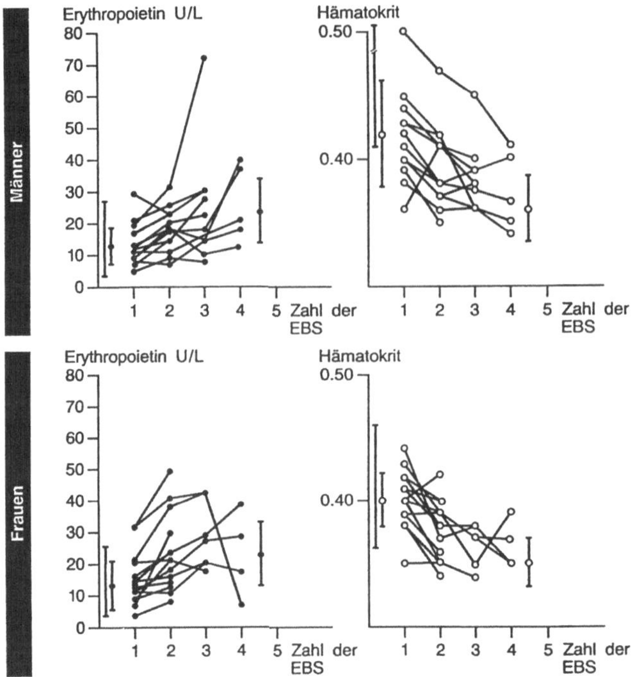

Abb. 1. Endogene Serum-Erythropoietinspiegel und Hämatokritverläufe nach multipler Eigenblutspende (EBS) bei Männern und Frauen [4]

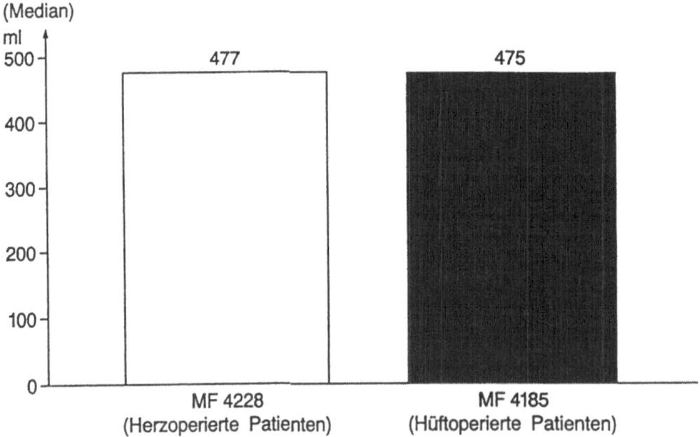

Abb. 2. Kumulatives Nettovolumen von roten Blutzellen, deren zusätzliche Bildung durch die Eigenblutspende induziert wurde

Es muß ferner beachtet werden, daß, wenn über Blutverlust gesprochen wird, klar sein muß, daß man den Nettoblutverlust meint, d. h. die Blutverluste minus dem Blut, das durch andere blutsparende Maßnahmen dem Patienten wieder zugeführt wird. Es gibt eine Vielzahl von Kliniken, in denen in der letzten Zeit durch Einsatz anderer blutsparender Maßnahmen die Zahl der Fremdblutkonserven erheblich reduziert werden konnte [6, 9].

Aus dem Obengenannten läßt sich ableiten, daß die Indikation zur Eigenblutspende mit oder ohne Einsatz von rekombinantem, humanem Erythropoietin nicht pauschal gestellt werden kann. Vielmehr ist diese Indikationsstellung abhängig von den oben erläuterten Faktoren und ist vom behandelnden Arzt unter Berücksichtigung der lokalen und individuellen Gegebenheiten zu stellen. Die folgenden Fragen können als Hilfestellung dienen und sollten vor einer elektiven Operation beantwortet werden:

1. Wie groß ist der zu erwartende Netto-Blutverlust und der zu erwartende Fremdblutbedarf nach Berücksichtigung der verfügbaren blutsparenden Methoden?
2. Ist dieser Blutverlust ohne Eigenblutspende durch die rote Blutzellreserve kompensierbar, die den Hämatokrit über 33 Vol.% ausmacht?
3. Wenn nein, ist diese Kompensation durch Eigenblutspende möglich, d. h. durch die von der Eigenblutspende induzierten, zusätzlich gebildeten roten Blutzellen?
4. Wenn nein, ist die Kompensation des Blutverlustes mit autologem Blut erreichbar durch zusätzliche Stimulation der Erythropoese mit Erythropoietin?
5. Wenn ja, mit welcher Dosierung?

Auf der Basis der Ergebnisse der zwei prospektiven plazebokontrollierten, doppelblinden Dosisfindungsstudien wurde ein Nomogramm entwickelt, in dem die Interaktion der verschiedenen, für die Eigenblutspende wichtigen Faktoren (Ausgangshämatokrit, präoperativer Hämatokrit, Blutvolumen, Geschlecht, Blutverlust) zusammengefaßt wurde. Dieses Nomogramm gilt für das forcierte Blutspendeschema (d. h. maximale Spende, präoperationem 2 mal pro Woche) über 4 Wochen [3, 8]. Es hat auf der Ordinate das durch Transfusion zu ersetzende rote Zellvolumen in Erythrozytenkonzentraten (180 ml Erythrozytenvolumen) und auf der Abszisse die endogene Blutzellreserve, die sich aus der Differenz zwischen dem Ausgangshämatokrit und einem Hämatokrit von 33 Vol.%, multipliziert mit dem Blutvolumen ergibt.

Abbildung 3 zeigt das Nomogramm für Frauen. Danach benötigt z. B. eine Frau mit 600 ml endogener Blutzellreserve bei einem Transfusionsbedarf von 4 Erythrozytenkonzentraten kein Erythropoietin. Dagegen benötigt bei gleichem Transfusionsbedarf eine Frau mit einer endogenen Blutzellreserve von 200 ml (d. h. kleine Frau mit relativ niedrigem Hämatokrit) 2 mal 400 U/kg Körpergewicht Erythropoietin, um durch zusätzliche Bildung von roten Blutzellen ausreichend Eigenblut zur Verfügung zu haben.

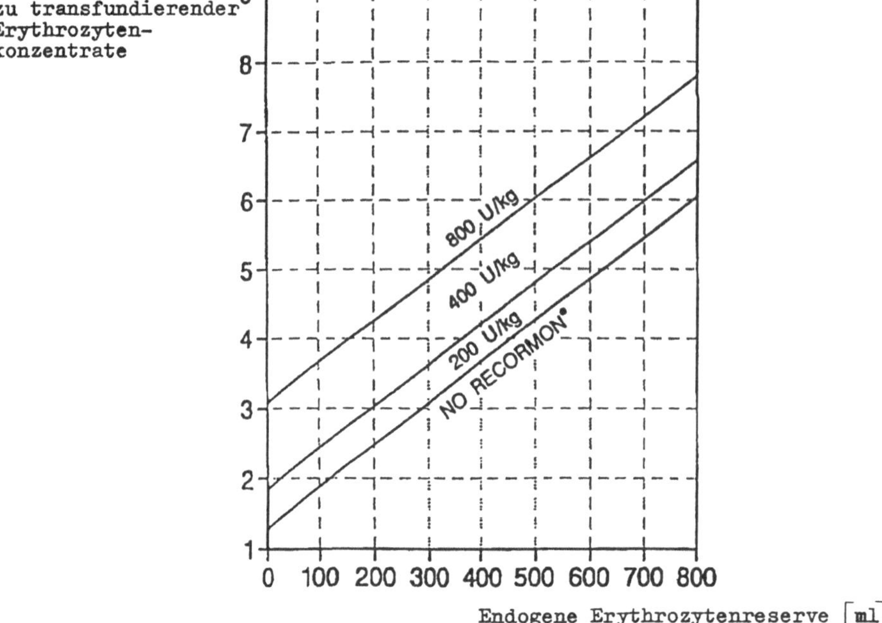

Abb. 3. Nomogramm für die forcierte Blutspende (2mal pro Woche über 4 Wochen) für Frauen mit optimiertem Einsatz von rekombinantem, humanem Erythropoietin

Zusammenfassend kann festgestellt werden:

1. Die Indikation zur Eigenblutspende kann nur unter Berücksichtigung der lokalen Gegebenheiten vor Ort und der individuellen Situation des Patienten vom behandelnden Arzt gestellt werden.
2. Die Effektivität der Eigenblutspende zur Vermeidung von Fremdblut hängt entscheidend von dem zu erwartenden Blutverlust, dem individuellen Ausgangshämatokrit, dem individuell anzustrebenden präoperativen Hämatokrit und dem durch Größe und Gewicht bestimmten geschlechtsspezifischen Blutvolumen ab.
3. Es besteht eine klare medizinische Rationale für eine zusätzliche Stimulation der Erythropoese mit Erythropoietin, vor allem bei kleinen Patienten mit niedrigem Ausgangshämatokrit.

Literatur

1. Abraham PA, Halstenson ChE, Macres MM et al. (1992) Epoietin enhances erythropoiesis in normal men undergoing repeated phlebotomies. Clin Pharmacol Ther 52:205–213
2. Goodnough LT, Rudnick S, Price TH et al. (1989) Increased preoperative collection of autologous blood with recombinant human erythropoietin therapy. N Engl J Med 321:163–168

3. Güse HG, Wens K, Doukas K et al. (1993) Preoperative autologous blood donation with rhEPO therapy in patients scheduled for cardiac surgery: preliminary results of a dose-response finding multicenter trial. In: Bauer C, Koch KM, Scigalla P, Wieczorek L (eds) Erythropoietin. Dekker, New York Basel Hong Kong, pp 411–424

4. Kickler TS, Spivak JL (1988) Effect of repeated blood donations on serum immunoactive erythropoietin levels in autologous donors. JAMA 260:65–67

5. MacN Douglas (1987) The patient's blood is the safest blood. N Engl J Med 316:542–544

6. Mehrkens H-H (1993) Fremdblutsparende Verfahren in der operativen Medizin – organisatorische Aspekte. Transfusionsmedizin und fremdblutsparende Maßnahmen. Anaesthesist 42:4

7. Nadler SB, Hidalgo GU, Bloch T (1992) Prediction of blood volume in normal human adults. Surgery 51:224–232

8. Osswald PM, Osmers A, Lorentz A et al. (1993) Dose-response relationship of rhEPO in preoperative autologous blood donation in patients scheduled for elective orthopaedic surgery. In: Bauer C, Koch KM, Scigalla P, Wieczorek L (eds) Erythropoietin. Dekker, New York Basel Hong Kong, pp 425–442

9. Schleinzer W, Mehrkens H-H, Weindler M et al. (1988) Klinisches Konzept der autologen Transfusion: Hämodilution, maschinelle Bluttransfusion, Plasmaphorese, Eigenblutspende. Anästh Intensivmed 28:235–241

10. Standards for Blood Banks and Transfusion Services. 15th edn. Prepared by Committee on Standards. American Association of Blood Banks 1993, pp 35–38

11. Tasaki T, Okto H, Mashinoto Ch et al. (1992) Recombinant human erythropoietin for autologous blood donation: effects on perioperative red blood cell and serum erythropoietin production. Lancet 339:773–775

12. Watanabe J, Tuse K, Korushi T et al. (1991) Autologous blood transfusion with recombinant human erythropoietin in heart operations. Ann Thorac Surg 51:767–772

Therapie mit rhEPO in einem aggressiven Blutspendeprogramm in der Orthopädie

P. M. Osswald, A. Osmers, A. Lorentz

Die präoperative Eigenblutspende ist ein wirksames Verfahren zur Reduzierung des Fremdblutbedarfs in der elektiven Chirurgie [6, 7]. Mögliche Gefahren wie die Übertragung von Infektionskrankheiten und immunologische Komplikationen werden dadurch gemindert.

Obwohl die präoperative Eigenblutspende – auch in Kombination mit anderen fremdblutsparenden Maßnahmen – eine effektive Methode darstellt, wird bei einzelnen Patienten in der zur Verfügung stehenden Zeit von 4 Wochen die Erythropoese nicht so stark stimuliert, daß eine ausreichende Zahl von Eigenblutkonserven gewonnen werden kann [4].

Untersuchungen von Erythropoietinspiegeln bei Eigenblutspendern zeigten, daß ein Abfall der Hämoglobinkonzentration von 14 g/dl auf Werte zwischen 11 und 12 g/dl einen mäßiggradigen Anstieg bis auf maximal das Doppelte der Ausgangskonzentration hervorrief und die Erythropoeserate nur verdoppelt wurde [8]. Bei Patienten mit niedrigen Ausgangshämoglobinwerten bei chronischer Anämie würde der gleiche Hämoglobinabfall von 11 g/dl auf 7–8 g/dl die Erythropoietinkonzentration um 100 mU/ml erhöhen [3]. Das bedeutet, daß das erythropoietinproduzierende System auf akuten und mäßigen Hämoglobinabfall wie bei Eigenblutspende nur geringfügig anspricht. Diese Ergebnisse führten zu der Überlegung, daß die exogene Zufuhr von Erythropoietin die Erythropoeserate zusätzlich steigern und so eine Anämie bei Eigenblutspendern abschwächen oder verhindern könnte [5].

Der präoperative Einsatz von rhEPO ist auf verschiedene Weisen möglich:

1. *Präoperative Stimulation mit rhEPO ohne Eigenblutspende.* Es besteht die Möglichkeit, ohne gleichzeitige Eigenblutspende mit rh-Erythropoietin zu therapieren um, damit einen möglichst hohen präoperativen Hämatokritausgangswert zu erreichen. Die Canadian Orthopedic Perioperative Erythropoietin Study Group [1] wählte für ihre Untersuchungen ein Therapieschema, bei dem die Patienten keiner autologen Methode zugeführt wurden, sondern präoperativ nur Plazebo oder 300 U/kgKG rhEPO über 10 Tage subkutan injiziert bekamen. In dieser Untersuchung konnten zwar Unterschiede zwischen den einzelnen Therapiegruppen festgestellt werden, insgesamt erhielten jedoch 56 % der Patienten in der Plazebogruppe und 30 % der mit rhEPO therapierten Patienten homologe Transfusionen. Aufgrund der vielfach nachgewiesenen Effektivität von fremdblutsparenden Maßnahmen wie

präoperative Eigenblutspende und maschinelle Autotransfusion ist die alleinige Gabe von rhEPO nicht ausreichend und deshalb in der Anwendung nicht sinnvoll vertretbar, so daß darauf nur eventuell bei Patienten, bei denen eine Kontraindikation für die Eigenblutspende besteht, zurückgegriffen werden könnte.

2. *Wenige Eigenblutspenden + zusätzliche Stimulation durch rhEPO.* Durch die präoperative Abnahme von wenigen Eigenblutkonserven und paralleler Stimulation mit rh-Erythropoietin kann die durch die Blutabnahme hervorgerufene Anämie abgeschwächt werden und ein ausreichend hoher präoperativer Hämatokritwert erreicht werden [10]. Der Vorteil dieses Schemas liegt darin, daß die durch rhEPO zusätzlich produzierten Erythrozytenvolumina als endogene Erythrozytenreserve vorliegen und dem Patienten nicht präoperativ entzogen werden würden. Der Verlust von Erythrozyten und Eisen durch die nicht erfolgte Retransfusion von zuviel abgenommenen Konserven und ein Qualitätsverlust der Erythrozyten durch die Lagerung als Blutkonserve wird damit vermindert.

3. *Häufige Eigenblutspenden + zusätzliche Stimulation durch rhEPO.* Wir untersuchten in einem aggressiven Spendeschema mit einer hohen Anzahl an präoperativen Eigenblutentnahmen bei 154 Eigenblutspendern vor elektiven orthopädischen Eingriffen den Einfluß von verschiedenen Dosierungen rhEPO im Vergleich zu Plazebo auf das gespendete Erythrozytenvolumen (Untersuchungsziele s. Übersicht). Dazu erhielten die Patienten 4 Wochen präoperativ zweimal wöchentlich 100 U, 200 U, 400 U oder 800 U/kgKG rhEPO bzw. Plazebo intravenös. Lag der Hämoglobinwert >11,5 g/dl bzw. der Hämatokritwert >34%, spendeten die Patienten 500 ml Eigenblut.

Es wurden regelmäßig Blutdruckkontrollen und Laboruntersuchungen zur Überwachung der hämatologischen Parameter und des Eisenstoffwechsels durchgeführt.

Unsere Ergebnisse belegen, daß die Applikation von rhEPO eine dosisabhängige Steigerung des gespendeten Erythrozytenvolumens bewirkt. Die Patientengruppen waren vergleichbar, die allgemeinen Patientendaten sind in Tabelle 1 dargestellt.

Die Patienten der Plazebogruppe spendeten 837 ± 320 ml (x ± s) Erythrozytenvolumen, Patienten der 100 U-Gruppe 958 ± 311 ml, der 200 U-Gruppe 880 ± 276 ml, der 400 U-Gruppe 1020 ± 361 ml und der 800 U-Gruppe

Untersuchungsziele:
Hauptziel
– Einfluß von 4 unterschiedlichen rhEPO-Dosierungen auf das gespendete Erythrozytenvolumen.
Nebenziele
– Bedarf an homologen Transfusionen,
– Untersuchung des Verlaufs von hämatologischen Parametern,
– Veränderungen im Eisenhaushalt,
– Sicherheit der rhEPO-Therapie.

Tabelle 1. Allgemeine Patientendaten, errechnete Blutvolumina und Ausgangshämoglobin-werte

	Plazebo	100 U	200 U	400 U	800 U	Gesamt
Anzahl der Patienten	28 m = 14 w = 14	25 m = 11 w = 14	24 m = 10 w = 14	26 m = 11 w = 15	24 m = 10 w = 14	127 m = 56 w = 71
Alter (Jahre)*	63,0 ± 8,3	68,9 ± 5,1	66,8 ± 6,6	65,5 ± 9,1	66,5 ± 5,9	66,1 ± 7,4
Größe (cm)*	167,8 ± 8,9	166,7 ± 7,5	164,5 ± 8,7	165,2 ± 9,3	164,8 ±11,8	165,8 ± 9,3
Gewicht (kg)*	79,8 ±15,4	72,4 ±12,3	70,9 ±14,3	72,6 ±15,1	73,9 ±12,5	74,1 ±14,15
Errechnetes Blutvolumen (l)*	4,70 ± 0,84	4,41 ± 0,70	4,3 ± 0,83	4,39 ± 0,85	4,41 ± 0,68	4,45 ± 0,79
Ausgangshämoglobinwert (g/dl)*	14,11 ± 1,11	14,29 ± 1,27	13,95 ± 1,03	13,95 ± 1,06	14,24 ± 0,87	14,11 ± 1,07

* = Mittelwert ± Standardabweichung.

1112 ± 362 ml (Abb. 1). Im Vergleich zu Plazebo war die größere Spendemenge in den Patientengruppen mit 400 U und 800 U signifikant. Bei den männlichen Patienten lag der Median des gespendeten Erythrozytenvolumens der rhEPO-Gruppen mit 100 U, 200 U, 400 U und 800 U um 34%, 20%, 32% und 38% über dem Spendevolumen der Plazebogruppe. Die weiblichen Patienten der 100 U- und 200 U-Gruppen lagen nur 1% bzw. 3% über dem Spendevolumen der Plazebogruppe, während sich in der 400 U-Gruppe ein um 26% erhöhtes Spendevolumen und in der 800 U-Gruppe ein um 30% erhöhtes Spendevolumen zeigte.

Das Nettoerythrozytenvolumen beschreibt das errechnete Erythrozytenvolumen, das als Ergebnis der gesteigerten Erythropoese während der Spendephase erzielt wird. In der Plazebogruppe lag es im Median bei 476 ml, in der

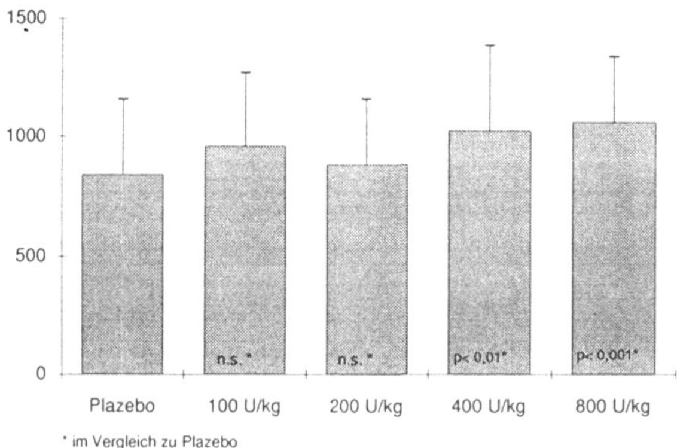

Abb. 1. Summe des gespendeten Erythrozytenvolumen pro Patient (Mittelwert, Standardabweichung)

100 U-Gruppe zeigte sich eine Steigerung gegenüber Plazebo um 25 %, in der 200 U-Gruppe um 27 %. In der 400 U-Gruppe wurde das Nettoerythrozytenvolumen um 69 % gesteigert, in der 800 U-Gruppe wurde es verdoppelt (102 %) (Abb. 2).

Die wirksame Dosierung für rhEPO liegt demnach bei unserem Untersuchungsschema bei 400 bzw. 800 U/kgKG, die Gabe von 400 U/kgKG 2mal wöchentlich scheint in der Abwägung von Wirkungen und Nebenwirkungen ausreichend.

Insgesamt erhielten 9 Patienten, das entspricht 7,3 % aller Patienten, im perioperativen Zeitraum homologe Blutkonserven. Diese 9 Patienten verteilten sich gleichmäßig auf die Behandlungsgruppen, eine Einsparung im Fremdblutbedarf unter der Therapie mit rhEPO im Vergleich zu Plazebo konnte in unserer Untersuchung im Gegensatz zu anderen Untersuchungen nicht gezeigt werden.

Als Ausdruck der gesteigerten Erythropoese stiegen die Retikulozytenzahlen im Median während der Spendephase dosisabhängig stark an. Im Vergleich zum Ausgangswert war in der Plazebogruppe eine Steigerung von 16 ‰ auf 36 ‰, von 14 ‰ auf 38 ‰ in der 100 U-Gruppe, von 15 ‰ auf 41 ‰ in der 200 U-Gruppe, von 12 ‰ auf 30 ‰ in der 400 U-Grupe und ein signifikanter Anstieg von 13 ‰ auf 44,5 ‰ in der 800 U-Gruppe festzustellen.

Während der Therapiephase sanken die Ferritinwerte und die Transferrinsättigung stark ab (Abb. 3). Die Erythrozytenporphyrine stiegen infolge der Blutabnahmen an. In den 400 U- und 800 U-Gruppen war dieser Anstieg signifikant. Der Verlauf der Parameter des Eisenhaushaltes zeigt, daß die Eisenspeicher durch die Eigenblutspende trotz oraler Eisensubstitution von 300 mg Fe^{++}/d weitgehend entleert wurden. Eine Optimierung der Eisensubstitution durch parenterale Gabe könnte zu einer noch besseren Wirksamkeit der rhEPO-Therapie führen [9].

In unserer Untersuchung traten bei etwa der Hälfte aller Patienten unerwünschte Ereignisse auf (Tabelle 2). Wir fanden einen größeren Anteil an Patienten in der Gruppe 5 (800 U/kgKG), der unter Übelkeit, Schwäche, Schwindel oder Kopfschmerzen litt. Obwohl während der Untersuchung vereinzelt

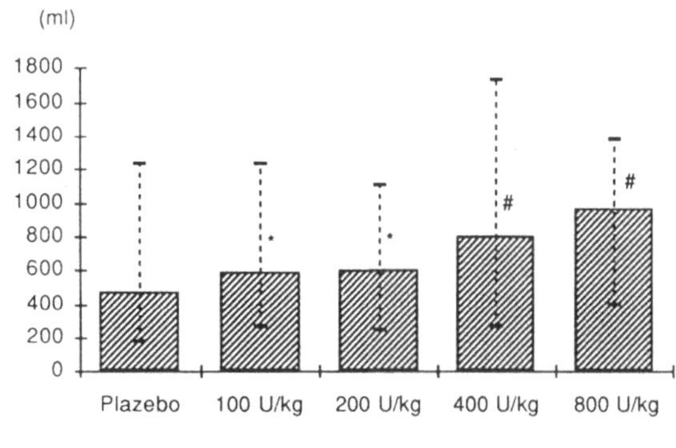

Abb. 2. „Nettoeffekt" von rhEPO auf das gespendete Erythrozytenvolumen (Annahme: Gleicher Hämatokritwert bei Studienbeginn und vor der Operation; Median, Quartile)

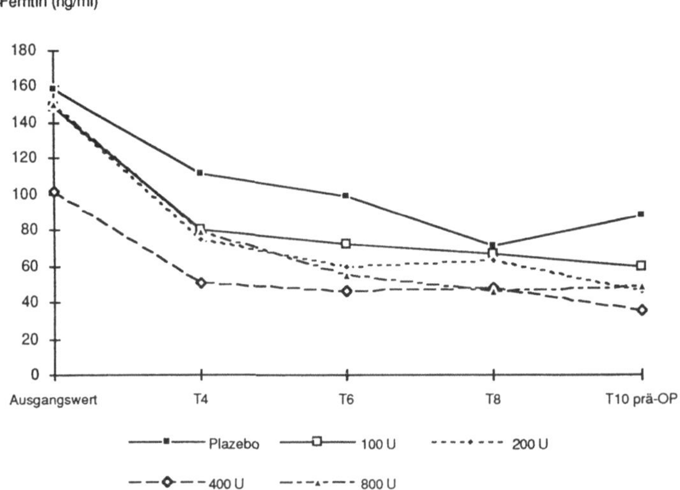

Abb. 3. Serumferritin in der Spendephase (Medianwerte)

Komplikationen wie Herzinfarkt, Lungenembolie und Angina pectoris auftraten, ließen die schwerwiegenden unerwünschten Ereignisse im Therapiezeitraum und im gesamten Untersuchungszeitraum keine Abhängigkeiten von der Erythropoietintherapie erkennen. Insbesondere fanden wir keinen Einfluß auf das Blutdruckverhalten.

Aus den Ergebnissen unserer Untersuchung lassen sich derzeit spezielle Indikationen für einen therapeutischen Einsatz von Erythropoietin nur bedingt erschließen, da z. B. Patienten mit niedrigen Hämatokritausgangswerten aus Sicherheitsgründen ausgeschlossen wurden. Nach der Ausschöpfung aller Möglichkeiten der autologen Transfusion ergeben sich Indikationen für die suppor-

Tabelle 2. Unerwünschte Ereignisse

		Plazebo	100 U/kg	200 U/kg	400 U/kg	800 U/kg	Gesamt
Ausgewertete Patienten		31	31	28	30	34	154
Pat. mit unerwünsch-	n =	12	15	14	13	19	73
ten Ereignissen	%	38,7	48,4	50	40,3	55,9	47,4
Arrhythmien		1				1	2
Hypertonie		1	1			1	3
Schwitzen				1	1	1	3
Diarrhoe		1	1	1		1	4
Ödeme			3		1		4
Angina pectoris		1	2	2	1		6
Übelkeit		1	2		2	3	8
Hypertension		2		3	2	3	10
Kopfschmerz		2	1	3	2	4	12
Schwächegefühl		1	3	5	3	8	20

tive Therapie mit rhErythropoietin aus den Grenzen der Anwendbarkeit autologer Maßnahmen. Neben Patienten mit niedrigem Ausgangshämatokrit (z.B. Patienten mit rheumatoider Arthritis) könnten auch Patienten mit einem kleinen Blutvolumen, d.h. mit niedrigem Körpergewicht bei geringer Körpergröße von der zusätzlichen Gabe von Erythropoietin profitieren [2]. Desweiteren könnte rhEPO operationsabhängig bei einem besonders großen zu erwartenden Blutverlust eingesetzt werden.

Literatur

1. Canadian Orthopedic Perioperative Erythropoietin Study Group (1993) Effectiveness of perioperative recombinant erythropoietin in elective hip replacement. Lancet 341:1227–1232
2. Cosgrove D, Coop F, Lutze B (1985) Determinants of blood utilization during myocardial revascularization. Ann Thorac Surg 40:380–384
3. Erslev A, Wilson J, Caro J (1987) Erythropoietin titers in anemic, nonuremic patients. J Lab Clin Med 109:429–433
4. Goodnough L, Brittenham L (1990) Limitations of the erythropoietic response to serial phlebotomy: implications for autologous blood donor programs. J Lab Clin Med 115:28–35
5. Kickler M, Spivak J (1988) Effect of repeated blood donations of serum immunoreactive erythropoietin levels in autologous donors. JAMA 260:65–67
6. Kruskall M, Glazer E, Leonard S et al. (1986) Utilisation and effectiveness of a hospital autologous preoperative blood donor program. Transfusion 26:335–340
7. Lorentz A, Osswald P, Schilling M, Jani L (1991a) Vergleich autologer Transfusionsverfahren in der Hüftgelenkchirurgie. Anästhesist 40:205–213
8. Lorentz A, Jendrissek A, Eckardt K et al. (1991b) Serial immunoreactive erythropoietin levels in autologous blood donors. Transfusion 31:650–654
9. Mercuriali F, Zanella A, Barosi G et al. (1993) Use of erythropoietin to increase the volume of autologous blood donated by orthopedic patients. Transfusion 33:55–60
10. van de Wiel A, Biesma D (1993) Erythropoietin in autologous blood donors treated with recombinant human erythropoietin. In: Bauer C, Koch K, Scigalla P, Wieczorek L (eds) Erythropoietin: molecular physiology and clinical applications. Dekker, New York

Rekombinantes humanes Erythropoietin im Rahmen eines restriktiven autologen Bluttransfusionsprogramms bei totalen Hüftgelenkersatz-Operationen

A. van de Wiel

Einleitung

Die Sorge um die Sicherheit von Blutübertragungen hat erheblich zugenommen, seitdem man von der möglichen Übertragung von Viren weiß, die Krankheiten wie Hepatitis und AIDS (erworbenes Immundefektsyndrom) hervorrufen können. Die Gewinnung von autologem Blut ist eines der mit größtem Erfolg und mit zunehmender Häufigkeit eingesetzten Verfahren zur Verminderung einer allogenen Blutexposition bei elektiven chirurgischen Eingriffen. Üblicherweise werden im Rahmen eines präoperativen Eigenblutspendeprogramms vor einem geplanten chirurgischen Eingriff mehrere Phlebotomien in relativ kurzen Zeitabständen durchgeführt. Die Anzahl der benötigten Bluttransfusionseinheiten hängt im wesentlichen von Art und Umfang der Operation ab. Einschränkende Faktoren sind die begrenzte Lagerfähigkeit der Erythrozytenkonzentrate (5–6 Wochen) und das erythropoetische Potential des Patienten/Spenders. Abgesehen von der Verfügbarkeit von Eisen im Körper, hängt dieses erythropoetische Potential im hohen Maße von der Erythropoietinbildung im Körper ab, die sich im Falle autologer Blutspenden als sehr gering erwiesen hat [2, 10].

In mehreren Studien konnte die Wirksamkeit von rekombinantem humanem Erythropoietin (rhEPO) zur Stimulation der Erythropoese bei autologen Spendern aufgezeigt werden [2, 8, 12, 15]. Die meisten Studien waren so angelegt, daß soviel Bluttransfusionseinheiten wie möglich gewonnen werden sollten. Dieses aggressive Vorgehen, bei dem bis zu 6 Bluttransfusionseinheiten innerhalb von 3–4 Wochen gewonnen werden, ist jedoch nicht immer erforderlich und nicht ganz frei von Nachteilen. Es ist sowohl für die Blutbanken als auch für die Patienten belastend, die im Falle eines orthopädischen Eingriffs häufig bereits älter sind. Dies beansprucht die Eisenreserven sehr viel mehr, weshalb eine adäquate Eisensubstitution erforderlich ist, und durch eine zu starke Abnahme des Hämatokrits kann es zu kardiovaskulären Komplikationen kommen, wie einer manifesten oder stummen Ischämie. Darüber hinaus hat es den Anschein, als würde ein beträchtlicher Anteil von autologem Blut (46%) niemals transfundiert, was auf den Einschluß von Spenderpatienten zurückzuführen sein dürfte, bei denen eine Transfusionsbedürftigkeit nicht sehr wahrscheinlich ist [17].

Um eine Gewinnung von zuviel Blut und eine Verschwendung desselben zu vermeiden, wird alternativ eine stärker an der Transfusionsbedürftigkeit orien-

tierte und restriktivere Strategie vorgeschlagen. In vielen Krankenhäusern wird
Blut nach einer Blutbestelliste oder anhand eines „Bestellplans für den maximalen chirurgischen Blutbedarf" (MSBOS = „maximal surgical blood order
schedule") angefordert. Ein solcher Plan kann von einer zur anderen Klinik
verschieden sein, da die Umstände vor Ort sehr unterschiedlich sind, wie z.B.
die verschiedenen chirurgischen Fähigkeiten, die Art der Patientenpopulation
und die Transfusionspolitik. Der Plan kann sich auch im Laufe der Zeit ändern.
So wurde in unserer Klinik gemäß MSBOS noch vor 5 Jahren empfohlen, für
den erstmaligen totalen Hüftgelenkersatz vier Einheiten Blut zu reservieren,
wohingegen derzeit nur noch zwei Einheiten dafür bereitgehalten werden. Darüber hinaus darf eine solche Empfehlung nicht nur aufgrund der Art der Operation (zu erwartender Blutverlust) ausgesprochen werden, sondern es müssen
hier auch individuelle Parameter Berücksichtigung finden, wie beispielsweise
das Blutvolumen des einzelnen Patienten und sein präoperativer Hämatokritwert. Aus der vorliegenden Studie geht hervor, daß ein restriktives autologes
Bluttransfusionsprogramm in Kombination mit der Gabe von rhEPO zu einer
signifikanten Abnahme des Bedarfs an homologem Blut führt. Darüber hinaus
wurde untersucht, welcher Patiententyp am meisten von der zusätzlichen Gabe
von rhEPO im Rahmen eines Behandlungsplans profitiert.

Methodik

Patientengut

Patienten im Alter von 18 Jahren oder darüber, bei denen eine erstmalige ein-
seitige Hüftgelenkersatz-Operation vorgesehen war, mußten 3 Wochen vor der
geplanten Operation zwei Einheiten Blut (2mal 450 ml) spenden. Alle Patienten erfüllten die Kriterien der Amerikanischen Gesellschaft der Blutbanken
(American Association of Blood Banks), wobei die obere Altersgrenze [9] vernachlässigt wurde, und gaben nach vorheriger Aufklärung ihre Einverständnis-
erklärung zur Teilnahme an der Studie. Die Patienten wurden von der Studie
ausgeschlossen, wenn ihr Hämatokritwert unter 34 % oder über 52 % lag, wenn
bei ihnen eine schlecht eingestellte Hypertonie oder Epilepsie bestand oder
wenn sie in der Anamnese Zytostatika erhalten hatten oder wenn sie Hormon-
präparate oder Immunsuppressiva nahmen, die mit der rhEPO-Behandlung
nicht vereinbar waren. Weitere Ausschlußkriterien waren Thrombozytose, Anzeichen einer akuten oder chronischen Infektion oder Tumorerkrankungen sowie Vitamin-B12- oder Folsäure- oder Eisenmangel (Serumferritin <20 µg/l).
Der Prüfplan für die Studie wurde von der Ethikkommission des Eemland
Krankenhauses Amersfoort genehmigt.

Studiendesign

In dieser Phase III-Studie wurden die Patienten stratifiziert nach dem Blutvolumen, berechnet anhand der Formel von Nadler et al. [13]. Nach dieser Stratifi-
zierung wurden die Patienten in randomisierter Weise einer dreiwöchigen Be-

handlungsphase zugeführt, in der sie entweder rhEPO* (rhEPO-Gruppe) oder
keine Behandlung erhielten (Kontrollgruppe). Für diesen Behandlungszeitraum waren 6 Untersuchungstermine eingeplant. Bei den ersten beiden Termi-
nen wurde autologes Blut gewonnen. RhEPO wurde bei jedem der 6 Termine
während der Behandlungsphase subkutan in einer Dosis von 500 U/kg KG verabreicht. Der chirurgische Eingriff erfolgte frühestens 48 h nach der letzten Injektion. Postoperativ erfolgten im Rahmen der Nachbeobachtung Untersuchungen an den Tagen 1, 4, 7 und 10. Bei allen Patienten wurde eine Woche vor der
ersten Phlebotomie mit einer oralen Substitutionstherapie mit täglich 3mal 66
mg elementarem Eisen (3mal 200 mg Eisenfumarat) begonnen.

Intraoperativ und im 24stündigen postoperativen Erholungszeitraum entschieden Anästhesisten über die Bluttransfusionsbedürftigkeit und führten diese nach Bedarf durch, wobei diese Ärzte nicht an der Studie beteiligt waren und
die vor Ort gültigen Verfahren befolgt wurden, wonach bei einem Blutverlust
von unter 500 ml keine Transfusionen verabreicht werden sollen, es sei denn
der Hämatokritwert des Patienten läge unter 30%. Die autologen Bluttransfusionseinheiten wurden immer zuerst transfundiert. Der Blutverlust wurde durch
Messung des aspirierten Blutvolumens und intraoperatives Auswiegen der
Schwämme sowie durch Messung der Blutmenge ermittelt, die sich in den
Wundschläuchen postoperativ gesammelt hatte.

Laboruntersuchungen

Vor und nach der Behandlungsphase wurde Blut abgenommen zur Messung
von Elektrolytspiegeln, Nieren- und Leberfunktion, Thromboplastinzeit (PT),
partieller Thromboplastinzeit (PTT), Vitamin-B12- und Folsäurekonzentrationen, Serumspiegel für Gesamteiweiß und Albumin und der gegen EPO gerich-
teten Antikörper. Bei jedem Untersuchungstermin in der prä- und postoperativen Phase wurden Laboruntersuchungen durchgeführt, einschließlich Blutbild,
Retikulozytenzahl und Eisenstoffwechselparameter. Die Blutproben wurden
frühmorgens vor Gabe des oralen Eisenpräparates entnommen. Die Messung
des Eisenstoffwechsels erfolgte durch Bestimmung von Serumferritin, Eisen-
und Transferrinkonzentrationen unter Verwendung der Standardlabormetho-
den und durch Messung der freien Erythrozyten-Protoporphyrin(FEP)-Spiegel
gemäß Piomelli [14]. Darüber hinaus wurde die absolute Retikulozytenzahl
(Retikulozyten (‰) mal Erythrozyten (mal 10^2/l)) und die Transferrinsättigung
(3,92 mal Eisen (μmol/l)/Transferrin (g/l)) berechnet.

Der Effekt der rhEPO-Behandlung auf die Bluttransfusionsbedürftigkeit per
se und die homologen Bluttransfusionen wurde unter Verwendung der Genau-
igkeitstests für stratifizierte 2mal 2 Kontingenztabellen mit der Nullhypothese
ausgewertet, da das Common-odds-Verhältnis die Einheit ist. Veränderungen
der fortlaufenden Wirksamkeit von Sicherheitsvariablen vom Ausgang bis zu
den endgültigen prä- und postoperativen Werten in beiden Gruppen wurden
anhand der Varianzanalyse verglichen, einschließlich der Ausgangswerte als
Kovariante. Alle statistischen Untersuchungen erfolgten zweiseitig bei einem

---

* Epoetin beta (Warenzeichen: Recormon®)

Signifikanzniveau von 5%. Die logistischen Regressionsanalysen (die Methode der maximalen Wahrscheinlichkeit) wurden durchgeführt, um die Risikofaktoren für die homologe Bluttransfusionsbedürftigkeit zu ermitteln.

Ergebnisse

Insgesamt 95 Patienten, 50 davon in der rhEPO-Gruppe und 45 in der Kontrollgruppe, konnten für die Wirksamkeitsanalyse ausgewertet werden. Klinische und hämatologische Merkmale beider Gruppen sind in Tabelle 1 zusammengefaßt; es bestanden zwischen den beiden Gruppen keine signifikanten Unterschiede hinsichtlich der Variablen vor Behandlungsbeginn. Sechs der 50 rhEPO-Patienten erhielten weniger als die 6 geplanten rhEPO-Injektionen.

Präoperative Phase

Wie in Abb. 1 dargestellt, wurde der anfängliche Hämatokritwert bei den mit rhEPO behandelten Patienten vor dem chirurgischen Eingriff vollständig korrigiert, während der Hämatokritwert bei den Kontrollen in der gesamten präoperativen Zeit signifikant darunter blieb. Die Applikation von rhEPO führte zu einem nahezu sechsfachen Anstieg der absoluten Retikulozytenzahl von 51mal 10^9/l zu Beginn auf 284mal 10^9/l bei der Operation. Der maximale in der Kontrollgruppe erreichte Spiegel betrug 127mal 10^9/l. Es war nach der vierten rhEPO-Injektion kein relevanter weiterer Anstieg der absoluten Retikulozytenzahl

Tabelle 1. Klinische und hämatologische Merkmale der rhEPO- und der Kontrollgruppe. Die Werte sind als Mediane und Interquartilbereiche angegeben

	rhEPO*-Gruppe (n = 50)	Kontrollgruppe (n = 45)
Alter (in Jahren)	66 (61–71)	68 (60–73)
Geschlecht		
Männlich	12 (24%)	9 (20%)
Weiblich	38 (76%)	36 (80%)
Körpergewicht (kg)	70 (65–80)	72 (66–81)
Körpergröße (cm)	166 (161–170)	166 (161–174)
Kalkuliertes Blutvolumen (l)	4,18 (3,87–4,72)	4,21 (3,85–4,74)
Hämatokrit (l/l)	0,42 (0,40–0,44)	0,41 (0,39–0,43)
Absolute Retikulozytenzahl ($\times 10^9$/l)	51,1 (36,7–83,8)	55,3 (44,7–66,7)
Erythroipoetin (U/l)	8 (4–16)	4 (2–5)
Ferritin (µg/l)	97 (54–144)	90 (59–122)
Eisen (µmol/l)	15 (13–21)	16 (13–19)
Transferrin (g/l)	2,7 (2,5–3,0)	2,7 (2,5–3,0)
Transferrinsättigung (%)	24,1 (20,0–31,9)	26,0 (22,3–33,3)
Freies Erythrozyten-Protoporphyrin (nmol/l RBC)	255 (208–297)	254 (205–295)

* Epoietin beta

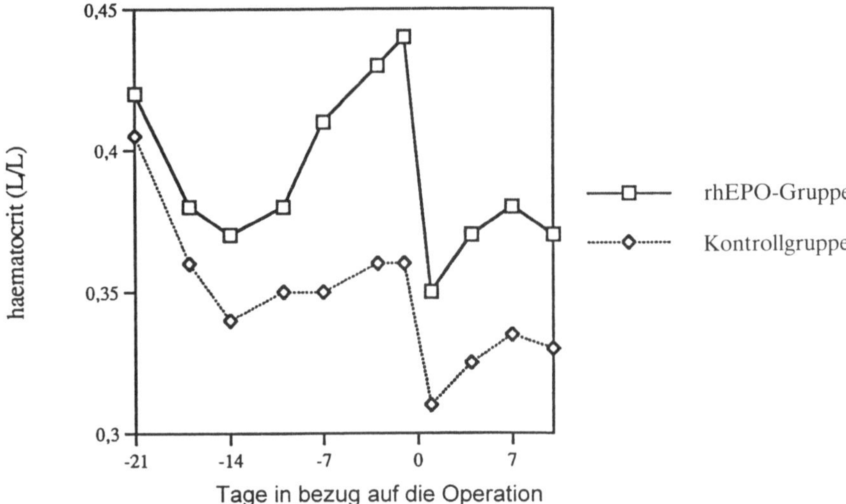

Abb. 1. Perioperativer Verlauf des Hämatokritwerts in der rhEPO- und der Kontrollgruppe (Median)

zu beobachten. In der präoperativen Phase sank das Serumeisen in der rhEPO-Gruppe von 15 µmol/l auf 7 µmol/l und bei den Kontrollen von 16 µmol/l auf 10 µmol/l. Die Serumferritinkonzentration nahm in der rhEPO-Gruppe von 97 µg/l auf 33 µg/l und bei den Kontrollen von 90 µg/l auf 41 µg/l ab; zwischen den beiden Gruppen bestanden keine signifikanten Unterschiede. Die Transferrinspiegel blieben in beiden Gruppen nahezu stabil. Bei beiden Gruppen zeigte sich eine deutliche Abnahme der Transferrinsättigung, die jedoch in der rhEPO-Gruppe noch ausgeprägter war (10,7% bei der Operation vs. 15,5%). Bei der Operation war in der Kontrollgruppe ein leichter Anstieg des freien Erythrozyten-Protoporphyrins von 254 nmol/IRBC auf 317 nmol/IRBC festzustellen, während die FEP-Spiegel in der rhEPO-Gruppe signifikant höher lagen und einen deutlichen Anstieg von 255 nmol/IRBC auf 570 nmol/IRBC zeigten, was auf einen deutlich erhöhten Eisenbedarf der Erythroidzellen schließen läßt.

Bluttransfusionen

Alle Patienten, die rhEPO erhielten, konnten die zwei Einheiten Blut spenden, während 7 Patienten in der Kontrollgruppe wegen der Entwicklung einer Anämie nach der ersten Phlebotomie nur einmal phlebotomisiert werden konnten. Der perioperative Blutverlust war im Median bei beiden Gruppen nahezu gleich: 1065 ml in der rhEPO-Gruppe und 1050 ml in der Kontrollgruppe. Die Transfusionsbedürftigkeit der beiden Gruppen geht aus Tabelle 2 hervor. Bei fast 90% der Kontrollen wurden autologe Bluttransfusionen durchgeführt, je-

Tabelle 2. Bedarf an autologen und zusätzlichen homologen Transfusionen in der rhEPO- und der Kontrollgruppe

	Autologe Transfusionen	Homologe Transfusionen
rhEPO-Gruppe		
Zahl der Patienten (%)	23 (46,0%)	5 (10,0%)
Einheiten pro Patient (Mittelwert ± SD)	0,9 ± 1,0	0,4 ± 1,8
Kontrollgruppe		
Zahl der Patienten (%)	40 (88,9%)	16 (35,6%)
Einheiten pro Patient (Mittelwert ± SD)	1,6 ± 0,7	0,7 ± 1,1
p-Wert	< 0,0001	< 0,0054

doch bei nur 46% der mit rhEPO behandelten Patienten. Die Prozentzahl der zusätzlich mit homologem Blut transfundierten Patienten war in der rhEPO-Gruppe niedriger (10%) als in der Kontrollgruppe (35,6%). Bei sieben Patienten in der Kontrollgruppe und bei einem mit rhEPO behandelten Patienten wurden keine homologen Bluttransfusionen durchgeführt, obgleich in diesen Fällen der Hämatokritwert unter 30% lag und die autologen Bluttransfusionseinheiten aufgebraucht waren. Wäre in diesen Fällen der Transfusionsplan unserer Klinik streng befolgt worden, wäre die Wirksamkeit der rhEPO-Behandlung noch deutlicher zutage getreten (51,1% vs. 12%).

Die logistische Regressionsanalyse der Patienten in beiden Behandlungsgruppen ergab, daß Blutverlust, Blutvolumen und rhEPO-Behandlung die aussagefähigsten Variablen für den Bedarf an homologen Bluttransfusionen sind. Da Blutverlust und kalkuliertes Blutvolumen am stärksten mit der homologen Transfusionsbedürftigkeit korrelierten, wurden diese Parameter zusammen mit der erwarteten Wahrscheinlichkeit dafür herangezogen, daß keine homologe Bluttransfusionsbedürftigkeit bestand. Es sah so aus, als profitierten Patienten mit einem kalkulierten Blutvolumen zwischen 3,0 und 4,0 l am stärksten von der rhEPO-Behandlung, wenn ein Blutverlust zwischen 500 und 1500 ml angenommen wird oder ein Blutvolumen von 4.0–5,0 l und ein erwarteter Blutverlust von 1000–2500 ml vorliegt.

Postoperative Phase

Der postoperative Hämatokritwert war unter rhEPO signifikant höher (Abb. 1). Der Verlauf der absoluten Retikulozytenzahl ergab in der rhEPO-Gruppe eine erhebliche Abnahme der erythropoetischen Aktivität, jedoch blieben die absoluten Werte in beiden Gruppen während der zehntägigen postoperativen Beobachtungszeit erhöht. Unmittelbar nach dem chirurgischen Eingriff war eine deutliche Abnahme von Serumeisen, Transferrin und Transferrinsättigung verbunden mit einem Anstieg der Serumferritinkonzentration in beiden Gruppen feststellbar.

Nebenwirkungen

Bei 9 Patienten (9,3 %) waren unerwünschte Ereignisse zu beobachten. Bei einem Patienten in der rhEPO-Gruppe mit zerebraler Thrombose und Hypertonie in der Anamnese zeigten sich am ersten Tag nach Durchführung der totalen Gelenkersatz-Operation Symptome einer zerebralen Thrombose (Dysarthrie und linksseitige Hemiplegie). Es waren weder eine Thrombozytose noch andere Anzeichen für eine erhöhte Koagulationsneigung festzustellen. Bei 4 Patienten wurde eine Verstärkung der vorhandenen Hypertonie beobachtet (2 in der rhEPO-Gruppe und 2 unter den Kontrollen), die sich jedoch entweder spontan oder nach einer Erhöhung der antihypertensiven Dosis wieder normalisierte. Bei beiden Gruppen waren während der systolischen und diastolischen Blutdruckmessungen keine relevanten Veränderungen zu beobachten.

Die Auswertung von Natrium und Kalium, von Kreatinin und Harnstoff, Thromboplastinzeit und partieller Thromboplastinzeit, von Leberenzymen, Gesamteiweiß und Albumin, von Vitamin-B12- und Folsäurekonzentrationen sowie der Leukozytenzahl und des Differentialblutbilds ergaben in beiden Gruppen während der Behandlungsphase keine abnormalen Veränderungen. Im postoperativen Zeitraum stieg die Zahl der Blutplättchen in der rhEPO-Gruppe auf 433 mal 10^9/l und bei den Kontrollen auf 425mal 10^9/l. Weder vor noch nach dem Behandlungszeitraum waren Antikörper gegen Erythropoietin feststellbar.

Diskussion

Die vorliegende Studie zeigt, daß rhEPO wirksam ist zur Reduktion der homologen Bluttransfusionsbedürftigkeit bei autologen Blutspendern, die sich einer totalen Hüftgelenkersatz-Operation unterziehen. Der Anteil der Patienten, die homologes Blut erhielten, konnte von 35,6 % bei den Kontrollen auf 10,0 % in der rhEPO-Gruppe gesenkt werden. Die Gabe von rhEPO führte zu einer vollständigen Korrektur des vor der Blutspende gemessenen Hämatokritwerts und zu einem sechsfachen Anstieg der erythropoetischen Aktivität, die anhand der absoluten Retikulozytenzahl gemessen wurde. Die autologen Spender, die rhEPO erhielten, wiesen einen ausgeprägten Mangel an Plasma- und gespeichertem Eisen auf.

Schon mit dieser restriktiven Politik wurden bereits eine beträchtliche Zahl von autologen Spendern, die mit rhEPO behandelt wurden, überhaupt nicht transfundiert (54 %), was darauf hinweist, daß bei einer solchen Strategie die Verwendung von rhEPO auf autologe Spender beschränkt werden sollte, die vermutlich zusätzlich homologes Blut benötigen werden. Die logistische Regressionsanalyse ergab, daß die homologe Bluttransfusionsbedürftigkeit vor allem vom Blutvolumen der betreffenden Patienten und vom perioperativen Blutverlust abhängig ist. Patienten/Spender mit kalkulierten Blutvolumen von über 5,0 l (d. h. vor allem Männer mit durchschnittlicher Körpergröße (170 cm)) und einem Körpergewicht von über 80 kg benötigten nur selten homologe Bluttransfusionen, wenn der Blutverlust unter 2000 ml lag, weshalb rhEPO bei dieser Subpopulation keinen zusätzlichen Vorteil brachte. Von der rhEPO-Behandlung profitierten andererseits besonders jene bei Patienten mit einem kalkulierten Blutvolumen zwischen 3,0 und 4,0 l und einem zu erwartenden Blutverlust zwischen 500 und 1500 ml oder Patienten mit einem Blutvolumen von 4,0–5,0 l und einem Blutverlust von 1000 bis 2500 ml. Obgleich der Blutverlust ein unvorhersehbares Ereignis bleibt, wird in den meisten Fällen elektiver Chirurgie kein Blutverlust von mehr als 2500 ml vorkommen. Wir behaupten daher, daß zwei Phlebotomien in Kombination mit der restriktiven Gabe von rhEPO, wie bereits oben diskutiert, zur Reduktion der homologen Transfusionsbedürftigkeit und zur Einsparung von autologem Blut besonders erfolgreich ist. Bei umfangreicheren chirurgischen Eingriffen, wie beispielsweise einer Hüftgelenkrevision oder einem kardiovaskulären Eingriff mit beträchtlichen Blutverlusten ist unter Umständen die Verwendung von rhEPO zur Volumenerhöhung des präoperativ gespendeten Blutes, wie bereits in anderen Studien beschrieben, vorzuziehen.

Der Eisenmangel ist ein bekanntes Phänomen bei Patienten mit terminaler Niereninsuffizienz, die mit rhEPO behandelt wird [11, 16], und bei autologen Blutspendern, die vier oder mehr Einheiten Blut mit bzw. ohne begleitende rhEPO-Behandlung spenden [1, 5, 6]. Obgleich nur eine begrenzte Blutmenge abgenommen wurde (900 ml) und eine orale Eisensubstitution erfolgte, nahm die erythropoetische Response, die anhand der absoluten Retikulozytenzahl gemessen wurde, ab. Die Mehrzahl der Patienten in der rhEPO-Gruppe wiesen FEP-Spiegel oberhalb der Normbereiche auf, was mit der verringerten Verfügbarkeit von Eisen für die Erythropoese zusammenhängt und eine optimale Response auf die rhEPO-Gabe verhinderte. Da andererseits zum Zeitpunkt der Operation der anfängliche Hämatokritwert mehr als ausreichend korrigiert ist und nach der vierten Injektion eine Abschwächung der Retikulozytenresponse festzustellen ist, könnte man davon ausgehen, daß vier rhEPO-Injektionen adäquat sind. In einer kürzlich durchgeführten Dosisfindungsstudie konnten wir aufzeigen, daß selbst mit einer Dosis von 250 mg rhEPO/kg KG der anfängliche Hämatokritwert korrigiert werden kann [3].

Es waren relativ wenig Nebenwirkungen zu beobachten. Der nicht aggressive Spendenplan, der zu einer relativ kurzen Phase der Anämie führte, kann vermutlich das häufige Auftreten von Nebenwirkungen verhindern, die für eine Anämie typisch sind, wie beispielsweise Schwindel, Kopfschmerzen und Müdigkeit, die aus anderen Studien mit aggressiverem Ansatz berichtet wurden [8]. Der geringfügige Anstieg der Blutplättchenzahl, der in der präoperativen Phase (Ergebnisse nicht dargestellt) beobachtet wurde, stimmt mit dem Eisenmangel überein [4]; die stärkere postoperative Zunahme der Blutplättchen ist auch bei nichtautologen Spendern zu beobachten und könnte mit dem operationsbedingten Streß im Zusammenhang stehen [7].

Abschließend läßt sich feststellen, daß die subkutane Applikation von rhEPO eine effektive und sichere Therapieform zur Beschränkung der Exposition mit homologem Blut bei autologen Spendern ist, bei denen eine totale Hüftgelenkersatz-Operation vorgenommen werden soll und die präoperativ zwei Einheiten ihres eigenen Blutes spenden. Von der rhEPO-Therapie schienen jene Patienten am meisten zu profitieren, die ein kalkuliertes Blutvolumen zwischen 3,0 und 4,0 l und einen Blutverlust von 500–1500 ml oder ein Blutvolumen von 4,0–5,0 l und einen Blutverlust von 1000–2500 ml aufwiesen. Die Verfügbarkeit von Eisen aus dem mononukleären Phagozytensystem und die Resorption pharmakologisch wirksamer Eisendosen im Darm ist unzureichend zur Aufrechterhaltung einer maximalen erythropoetischen Response auf rhEPO.

Literatur

1. Biesma DH, Kraaijenhagen RJ, Poortman J et al. (1992) The effect of oral iron supplementation of erythropoiesis in autologous blood donors. Transfusion 32:162–165
2. Biesma DH, Kraaijenhagen RJ, Marx JJM, van de Wiel A (1993) The efficacy of subcutaneous recombinant human erythropoietin for the correction of phlebotomy induced anemia in autologous blood donors. Transfusion 33:825–829
3. Biesma DH, Kraaijenhagen RJ, Dalmulder J et al. (1994) Recombinant human erythropoietin in autologous blood donors: a dose-finding study. Br J Haematol 86:30–35
4. Ebbe S (1979) Experimental and clinical megakaryocytopoiesis. Clin Haematol 8:371–394
5. Finch S, Haskins D, Finch CA (1950) Iron metabolism. Hematopoiesis following phlebotomy. Iron as a limiting factor. J Clin Invest 29:1078–1086
6. Brugnara C, Chambers LA, Malynn E et al. (1993) Red blood cell regeneration induced by subcutaneous recombinant erythropoietin: iron-deficient erythropoiesis in iron-replete subjects. Blood 81:956–964
7. Gewirtz AM, Hoffman R (1991) Primary platelet production disorders. In: Hoffman R, Benz EJ, Shattil SJ, Furie B, Cohen HJ (eds) Hematology. Basic principles and practice. New York, pp 205–210
8. Goodnough LT, Rudnick S, Price TH et al. (1989) Increased preoperative collection of autologous blood with recombinant human erythropoietin therapy. N Engl J Med 321:1163–1168
9. Holland PV, Schmidt PD (eds) (1987) Standards for blood banks and transfusion services, 12th edn. American Association of Blood Banks, Arlington, p 39
10. Kickler TS, Spivak JL (1988) Effect of repeated whole blood donations on serum immunoreactive erythropoietin levels in autologous donors. JAMA 260:65–67
11. Kooistra MP, van Es A, Struyvenberg A, Marx JJM (1991) Iron metabolism in patients with the anaemia of end-stage renal disease during treatment with recombinant human erythropoietin. Br J Haematol 79:634–639
12. Mercurali F, Zanella A, Barosi G et al. (1993) Use of erythropoietin to increase the volume of autologous blood donated by orthopedic patients. Transfusion 33:55–60
13. Nadler SB, Hidalgo JU, Bloch T (1962) Prediction of blood volume in normal human adults. Surgery 51:224–232
14. Piomelli S (1973) A micromethod for free erythrocyte porphyrins: the FEP test. J Lab Clin Med 81:932–940
15. Tasaki T, Ohto H, Hashimoto C et al. (1992) Recombinant human erythropoietin for autologous blood donation: Effects on perioperative red-blood-cell and serum erythropoietin production. Lancet 339:773–775
16. van Wyck DB, Stivelman JC, Ruiz J et al. (1993) Iron status in patients receiving erythropoietin for dialysis-associated anemia. Kidney Internat 35:712–716
17. Wallace EL, Surgenor DM, Hao HS et al. (1993) Collection and transfusion of blood and blood components in the United States. Transfusion 33:139–144

Anmerkungen zu Nutzen und Risiko der Eigenblutspende

H. G. Güse

Trotz der größeren Verbreitung der Eigenblutspende (EBS), trotz der intensiven öffentlichen Diskussion über die Infektionsrisiken durch Fremdbluttransfusionen ist die EBS weiterhin umstritten. Dies betrifft v.a. ihren Nutzen in therapeutischer und ökonomischer Hinsicht als auch ihre Risiken für Patienten mit bestimmten Grundkrankheiten.

Im folgenden sollen der laufenden Diskussion einige Argumente hinzugefügt werden, die bislang weniger beachtet wurden.

Aspekte des Nutzens

1. Die Effektivität der EBS ist an vielen Patientenkollektiven mehr oder weniger präzise untersucht worden [20]. Allerdings sind prospektive Studien *randomisierter,* wirklich vergleichbarer Gruppen *mit und ohne EBS* und genauer Errechnung der erzielten Nettogewinne an Erythrozyten rar. Dies mag zum einen an den relativ starren hausspezifischen Routinen, zum andern aber auch an der zunehmenden rechtlichen und ethischen Problematik liegen, in einer klinischen randomisierten Studie den betreffenden Patienten eine EBS auch verweigern zu müssen.

Die effektive Zunahme des Blutvolumens unter einem forcierten Spenderegime wurde in den Erythropoietinstudien deutlich [3–5, 16]. In einer multizentrischen Studie von elektiven herzchirurgischen Patienten [8] konnten die 38 Spender der Plazebogruppe in 4 Wochen bei insgesamt durchschnittlich 4,8 Spenden à 500 ml einen Nettogewinn von 549,8 ml reines Erythrozytenvolumen erzielen. In den Verumgruppen ließen sich die Nettogewinne unter rhErythropoietin dosisabhängig hochsignifikant steigern. (Bei 2 mal 800 U/kg pro Woche bis auf durchschnittlich 1054 ml reine Erythrozyten.)

In einer eigenen retrospektiven klinischen Erhebung über die Effektivität der EBS [6] bei elektiven herzchirurgischen Patienten konnten bei 2 präoperativen Spenden 1,05 Fremdblutkonserven pro Patient während des gesamten stationären Aufenthalts eingespart werden. Damit blieben immerhin 84% der elektiven Bypassoperierten gänzlich ohne Fremdblutkonserven. (Nichtspendern gelang dies bei einheitlichen Transfusionskriterien nur zu 45%.) Die Retransfusionsrate der gespendeten Konserven betrug 99%. Man kann also davon ausgehen, daß in der Herzchirurgie nahezu alle Eigenblutkonserven verwendet und i.d.R. auch tatsächlich benötigt werden.

Die EBS kann damit erheblich zur Fremdbluteinsparung beitragen.

2. Die EBS soll gefährliche Nebenwirkungen der Fremdbluttransfusion verringern oder vermeiden helfen. Der Nutzen der EBS wird sich also an der Häufigkeit dieser Nebenwirkungen zu orientieren haben. Zur Prävalenz der bekannten Infektionsrisiken wurde bereits an anderem Ort [21] berichtet. Tatsächlich wurden diese Risiken der Fremdbluttransfusion durch die intensiven Bemühungen der Transfusionsmediziner in den letzten Jahren beträchtlich vermindert, so daß gefragt werden darf, ob das geringe Vorkommen von Nebenwirkungen den erheblichen Aufwand der EBS rechtfertigt.

Doch jenseits der Auseinandersetzungen um die direkten Infektionsrisiken der Fremdbluttransfusion haben sich in den letzten 10 Jahren die Mitteilungen gehäuft, daß diese Transfusionen zudem noch einen erheblichen, dosisabhängigen immunmodulatorischen Effekt auslösen, der die postoperativen, infektiösen Komplikationen bei den Empfängern deutlich ansteigen läßt. Dieser Aspekt der Nebenwirkung von Transfusionen wird häufig noch wenig beachtet.

In einer Qualitätssicherungsstudie eines konsekutiven Kollektivs von 914 kardiochirurgischen Patienten eines Jahres [7] konnten wir mit dem Modell der stufenweisen logistischen Regression einen hochsignifikanten protektiven Effekt der Eigenblutspende für postoperative Infektionen nachweisen. Im Umkehrschluß waren häufige Fremdbluttransfusionen statistisch signifikant mit postoperativen Infektionen und sogar letalem Ausgang assoziiert.

Damit sahen wir ähnliche Ergebnisse wie z.B. Mezrow [13] aus der Arbeitsgruppe um Tartter, der prospektiv 50 Eigenblutspender und -empfänger mit 50 Fremdblutempfängern paarte und verglich. Während die biographischen und präoperativen Daten sowie die Operationsparameter vergleichbar waren, wiesen die Eigenblutempfänger deutlich weniger postoperative Infektionen auf.

Einen ähnlichen Ansatz verfolgten Heiss u. Mempel u.a. [10]. Sie verglichen die postoperativen Infektionsraten von 2 sehr homogenen Patientengruppen, die am kolorektalen Karzinom operiert wurden und sich lediglich im Infusionsregime unterschieden: Die eine Gruppe hatte durchschnittlich 1,6 E Eigenblut zur Verfügung. Die andere wurde nur mit Fremdblut transfundiert. Operationsdaten und Tumorstadien der beiden Gruppen waren vergleichbar. Die mit Fremdblut transfundierten Patienten hatten signifikant häufiger postoperative Infektionen.

Diese Ergebnisse werden durch eine Vielzahl von weiteren Arbeiten gestützt, u.a. von Tartter [11], Jensen [11], Ottino et al. [17] und Murphy et al. [14].

Tierversuche als auch klinische Tests weisen auf die immunsupprimierende Wirkung des Fremdblutes hin, wobei die Plasmafraktion eine tragende Rolle spielt [2]. Es erscheint also immer deutlicher gesichert, daß Fremdbluttransfusionen, auch Erythrozytenkonzentrate, wie sie z.Zt. hergestellt und üblicherweise transfundiert werden, die immunologische Kompetenz der Patienten nachweisbar beeinträchtigen.

Beschreibung der Risiken

Wie jede medizinische Maßnahme sollte auch die EBS möglichst genau auf ihre Risiken untersucht werden, damit anschließend eine rationale Nutzen-Risiko-Einschätzung für den jeweiligen Patienten möglich wird.

Das Risiko einer Eigenblutspende läßt sich für die Spender folgendermaßen gliedern:

1. das Unfallrisiko für den zusätzlichen Weg zur Blutbank und zurück;
2. allergische/anaphylaktische Reaktion auf das Volumenersatzmittel, das i.d.R. während der Spende verabreicht wird;
3. unmittelbare hämodynamische Reaktionen und Folgeerkrankungen im Verlauf der Spende;
4. Spätreaktion nach Entlassung aus der Spendezentrale: z.B. Synkope, Herzinfarkt, Begleitreaktionen infolge Anämie;
5. transfusionsassoziierte Komplikationen, Verwechslungen, Infektionen, Hämolysen usw.

Komplikationen der EBS können also durchaus erheblich sein und sind bezüglich des letzten Punktes an die Zuverlässigkeit, Qualitätskontrolle und Hygiene des Herstellungsbetriebs gebunden. Prinzipiell sind hier demnach keine wesentlichen Risikounterschiede zu einer Fremdblut-Transfusion zu erwarten. Zu beachten ist allerdings, daß die Retransfusionsindikation für Eigenblut grundsätzlich liberaler gehandhabt wird und damit die Transfusionsrate höher liegt.

Zu 1.: Angesichts des zahlenmäßig marginalen AIDS-Infektionsrisikos sollte auch ein Wegeunfall als Risiko einer EBS nicht vernachlässigt werden. Für dessen Berechnung müßte eine geeignete Verkehrsunfallstatistik herangezogen werden. Vor diesem Hintergrund sollte überlegt werden, ob es sinnvoll ist, einen Patienten über mehrere hundert Kilometer zum Ort der EBS einzuladen.

Zu 2.: Bezüglich der immunologischen Reaktionen sei auf die einschlägige Literatur verwiesen [15].

Zu 3. und 4.: Grundsätzlich geht aus mehreren Untersuchungen [12, 18] hervor, daß Komplikationen jeglicher Art während und nach EBS bei weitgehend gesunden Patienten nicht von jenen abweichen, die von Spendern für homologe Konserven bekannt sind. Diese Komplikationen werden als nicht schwerwiegend berichtet.

Kontroverser wird über das Risiko einer EBS jener Patienten gestritten, die nach den geltenden Richtlinien von einer homologen Spende wegen Alters oder spezieller Risiken ausgeschlossen sind [1].

Im Zentrum unseres aktuellen Interesses soll der kardiovaskuläre Risikopatient und seine Möglichkeiten für eine EBS stehen.

In einer Studie zu Art und Häufigkeit der Komplikationen während der EBS selbst und in der Wartezeit bis zur Operation [9] registrierten wir an 892 konsekutiven Patienten über 18 Monate, die zur elektiven Herzoperation angemeldet waren, bei 1682 Spenden insgesamt 48 unerwünschte Ereignisse, also in ca. 2,8% der Spenden Komplikationen jeglicher Art. Außerdem führten wir im gleichen Zeitraum 212 Plasmapheresen mit und ohne zusätzlicher Eigenblutspende durch, die in diesem Kollektiv nicht enthalten sind.

Die Gesamtkomplikationsrate war nicht wesentlich höher, als sie in der Literatur von gesunden Spendern im Transfusionsdienst berichtet werden.

Die Aufstellung der einzelnen Komplikationen ergab folgendes Bild (Tabelle 1):

Das Ergebnis der Verteilung der Komplikationen nach ihrer Schwere und ihrer zeitlichen Zuordnung zur EBS zeigt Abb. 1.

Besonders beachtlich sind hierbei die 8 schweren unerwünschten Ereignisse, von denen sich 7 nach Entlassung aus der Spendeambulanz entwickelten, also außerhalb des unmittelbaren ärztlichen Einflußbereichs. 4 ereigneten sich in den darauf folgenden 36 h, 1 Komplikation nach 2 Tagen und 2 nach 6 Tagen. In letzterer Gruppe befand sich ein Patient, der infolge eines Herzinfarktes verstarb. Zunächst erscheint dies als ein hohes Risiko, das mittelbar oder unmittelbar der EBS zugerechnet werden kann.

Eine statistisch exakte Aussage über das eigene Risiko der EBS, das vom Komplikationsrisiko der jeweiligen Grundkrankheit zu trennen ist, würde allerdings eine nach üblichen Kriterien definierte randomisierte Vergleichsgruppe von Nichtspendern verlangen.

Da dieser Vergleich bisher nicht vorliegt und nur schwer hergestellt werden kann, haben wir einen abgeleiteten Parameter herangezogen:

Im gleichen Zeitraum, in dem unsere Studie über Komplikationen der EBS stattfand (1. 7. 89–31. 12. 90), wurden alle Todesfälle registriert, denen angemeldete Patienten in der Wartezeit auf die Herzoperation zum Opfer fielen.

Diese Wartezeit betrug in der Regel 12 Wochen. Für 85 % der elektiven Patienten – sofern keine Ausschlußkriterien vorlagen – wurde in dieser Zeit auch

Tabelle 1. Art und Anzahl der Komplikationen bei Eigenblutspende (EBS)

Komplikationen	Patienten bei 1. EBS		Patienten bei 2. EBS	
	(n = 892)	(in %)	(n = 751)	(in %)
Keine Komplikation	859	96,4	736	98,1
Orthostase, allg. Unwohlsein	1	0,1	—	—
Erniedrigter RR	6	0,7	4	0,5
Erniedrigte HF	—	—	—	—
Vagale Reaktion	12	1,4	8	1,1
Erhöhte HF	1	0,1	1	0,1
Angina pectoris	3	0,3	1	0,1
Bewußtseinsstörung bei EBS	3	0,3	—	—
Bewußtseinsstörung nach EBS	1	0,1	—	—
KH-Einweisung bei RR-Problemen	3	0,3	—	—
KH-Einweisung bei instabiler AP	2	0,2	—	—
KH-Einweisung bei Herzinfarkt	—	—	—	—
KH-Einweisung bei LH-Dekompensation	—	—	1	0,1
Exitus letalis	1	0,1	—	—
Sonstige Komplikation	—	—	—	—
Gesamt	892	100	751	100

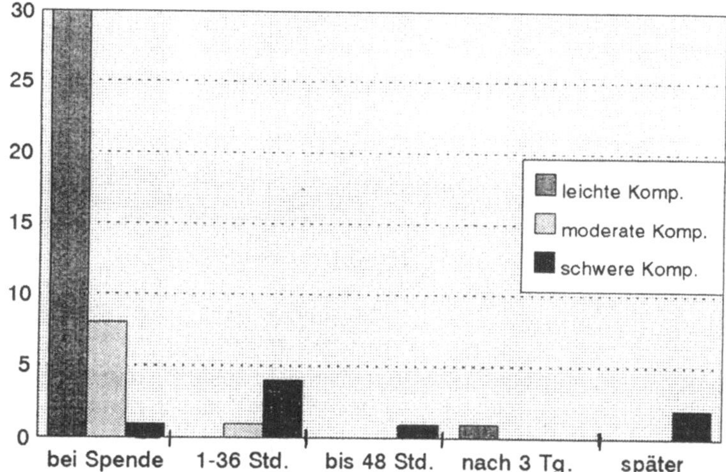

Abb. 1. Verteilung der Komplikationen

die Eigenblutspende organisiert. Diese fand routinemäßig in den letzten 20–25 Tagen vor der stationären Aufnahme statt (jeweils 2 Termine ca. am 20. u. 10. Tag vor der Aufnahme). Patienten zur elektiven Herzoperation wurden also ca. 80–100 Tage vor der Operation in die Warteliste aufgenommen, nur für wenige elektive Patienten wurden kürzere Wartefristen eingeräumt. Damit durchliefen nahezu alle Patienten die letzten 20 Tage vor der Operation.

Unter der Prämisse, daß die Eigenblutspende ein eigenes erhebliches Risiko für letale Komplikationen dieser Patientengruppe ist, hätte die Ereigniskurve der registrierten Todesfälle – bei vergleichbarem Risiko und Grad der Elektivität – in den letzten 3 präoperativen Wochen ein zusätzliches Ansteigen der Absterberate zeigen müssen.

Vor dieser Hypothese wurden die Krankengeschichten, Anmeldedaten und Operationstermine sowie die tatsächlichen und potentiellen Spendedaten der „Verstorbenen Patienten in der Wartezeit" untersucht:

Im genannten Zeitraum wurde für 1404 Patienten ein elektiver Operationstermin vergeben, Notfallpatienten wurden ausgeschlossen. 38 Patienten wurden – nachdem sie einen Operationstermin erhalten hatten – als verstorben registriert, da sie nicht mehr zur stationären Aufnahme erschienen.
Um zu untersuchen, um welche Operationsindikationen es sich handelte und in welchem gesundheitlichen Zustand sich diese Patienten befanden, wurden die Krankengeschichten herangezogen.

Von den 38 Verstorbenen konnten nur 22 Krankengeschichten gefunden werden, da die 16 übrigen Patienten aus auswärtigen Krankenhäusern und Kardiologien angemeldet worden waren. Bei genauerer Untersuchung der 22 Krankengeschichten der Verstorbenen wurde sichergestellt, daß kein Notfall darunter war. Die durchschnittlich geplante Wartezeit der 22 Patienten betrug 96 Tage und lag in keinem Fall unter 60 Tagen.

Von diesen 22 Patienten wären oder waren 15 als Eigenblutspender in Frage gekommen. Zum Teil hatten sie bereits einen Termin erhalten, bei 3 der Verstorbenen war bereits eine Eigenblutspende oder eine Plasmapherese erfolgt.

Die 15 nach unseren üblichen Kriterien zur EBS geeigneten Patienten zeigten folgende Krankheitsbilder:

2 mal 3-Gefäßerkrankung (GE) mit normaler Ventrikelfunktion,
3 mal 3-GE mit einer Ejektionsfraktion (EF) zwischen 40 und 55%,
5 mal 2-GE mit einer EF zwischen 40 und 55%,
1 mal kombiniertes Aortenvitium ohne KHK und mit normalem Ventrikel,
1 mal reine Aortenstenose ohne KHK und mit normalem Ventrikel,
1 mal Mitralstenose mit gutem Ventrikel,
1 mal kombinierte Mitral- und Aorteninsuffizienz ohne KHK mit normalem Ventrikel,
1 mal Re-ACVB bei normalem Ventrikel.

7 Patienten boten Ausschlußkriterien, d.h. sie wären auch im Falle ihres Überlebens nicht zur Eigenblutspende aufgefordert worden:

3 mal Aortenstenose mit KHK,
2 mal schwere Hauptstammstenose/-Äquivalent,
1 mal Aortenstenose bei rezidivierender globaler Dekompensation,
1 mal Zustand nach Reanimation und Hauptstammstenose.

In Abb. 2 wird versucht, den Zeitpunkt des Todes der Patienten zum Zeitpunkt ihrer geplanten stationären Aufnahme in Beziehung zu setzen. Das Maximum der letalen Ereignisse in der Wartezeit kann zwischen dem 60. und 40. Tag vor der stationären Aufnahme registriert werden. Da keiner der verstorbenen Patienten eine geringere Wartezeit als 60 Tage hatte, kann gefolgert werden, daß von diesem Zeitraum ab die Warteliste weitgehend vollständig war.

Da zu erwarten ist, daß die Letalität zwischen dem 60. und dem 1. präoperativen Tag weitgehend konstant bleibt, ist es daher überraschend, daß sie mit Näherrücken des Operationstermins eher abnimmt, besonders in den letzten

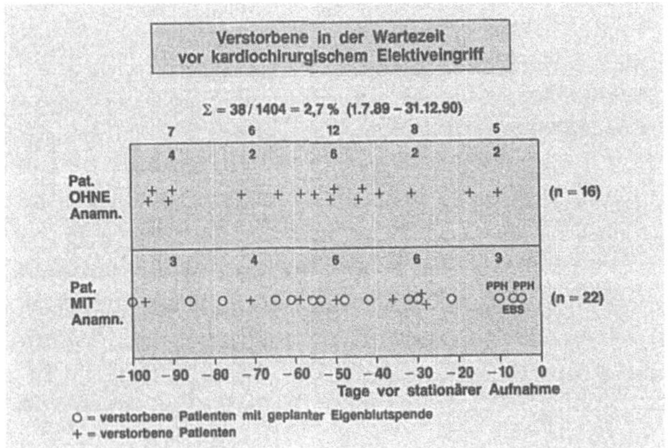

Abb. 2. Verstorbene in der Wartezeit vor kardiochirurgischem Elektiveingriff

20 Tagen vor der Aufnahme. Gerade in diesem Zeitraum wurden jedoch bei 85 % der Patienten Eigenblutspenden durchgeführt, denen herkömmlicherweise ein zusätzliches Risiko für erhöhte Letalität zugesprochen wird.

Die vorliegende Statistik kann also die Hypothese eines erhöhten letalen Risikos von Eigenblutspenden in der Wartezeit nicht stützen.

Eine genauere Beschreibung der Daten der tatsächlich verstorbenen 3 Patienten in dieser Eigenblutspendephase kann zudem noch beleuchten, inwieweit diese Ereignisse mit der Spende in Zusammenhang zu bringen sind:

1. Patient, 61 J., männl., Zust. n. ACVB, stab. ap., noch guter LV, angemeldet zum Re-ACVB im April, Plasmapherese im Mai, Eigenblutspenden Ende Juni u. Anfang Juli, verstirbt 3 Tg. nach der letzten Eigenblutspende am plötzlichen Herztod.
2. Patient, 64 J., männl., 3 GE, stab. ap, eingeschränkte Ventrikelfunktion mit EF 48 %, im Nov. angemeldet, Anfang Dez. Plasmapherese, Anfang Febr. Eigenblutspende, 4 Tg. später gastrointestinale Blutung unter ASS mit nachfolgendem Herzinfarkt, der nach kurzer Intensivbehandlung zum Tode führt.
3. Patient, 59 J., männl., 2 GE, normale Ventrikelfunktion, verstirbt 9 Tg. nach der EBS am plötzlichen Herztod.

Sowohl der Zeitabstand zwischen Spenden und den fatalen Ereignissen als auch der Krankheitsverlauf dieser Patienten lassen zumindest Zweifel an einem kausalen Zusammenhang zu. Vielmehr halten wir es für zulässig, diese Todesfälle in eine Beziehung zur Grundkrankheit zu setzen.

Zusammenfassend kann man also feststellen,

1. daß der Nutzen der präoperativen Eigenblutspende bei elektiven herzchirurgischen Patienten hoch einzuschätzen ist, da v. a. das Risiko einer Immunmodulation durch Fremdbluttransfusionen vermindert wird,
2. daß das Risiko schwerer und letaler Komplikationen durch die Eigenblutspende aufgrund der vorliegenden Daten nicht erhöht wird,
3. daß zur allgemeinen Risikobeurteilung weitere randomisierte Untersuchungen nötig sind, um das Komplikationsrisiko durch die Grunderkrankung von dem additiven Risiko einer Eigenblutspende zu trennen.

Voraussetzungen für eine möglichst komplikationslose Eigenblutspende sind u. E.

1. klare Ausschlußkriterien,
2. konsequentes Monitoring und intensive pflegerische/ärztliche Betreuung der Patienten,
3. fachgemäße Abnahme, Behandlung und Verwaltung der Konserven.

Unter diesen Voraussetzungen erscheint die Eigenblutspende auch in der Risikogruppe der Herz-Kreislauf-Kranken durchführbar und sicher. Hinzu kommt, daß sich im Rahmen der präoperativen EBS für Patienten und behandelnde Anästhesisten positive Effekte bereits dadurch ergeben, daß der Patient das räumliche und persönliche Umfeld des Krankenhauses kennenlernen kann und das Arzt-Patient-Verhältnis positiv gestärkt wird.

Literatur

1. Blauhut B (1991) Risiken und Nebenwirkungen der autologen Transfusion. In: Kretschmer V, Stangel W, Weißhaar D (Hrsg) Transfusionsmedizin 1990/91. Karger, Basel S 287–299
2. DePalma L et al. (1991) Changes in lymphocyte subpopulations as a result of cardiopulmonary bypass – the effect of blood transfusion. J Thorac Cardiovasc Surg 101:240–244
3. Friedel N (1991) Blood use in cardiac surgery. Steinkopff, Darmstadt
4. Goodnough LT et al. (1989) Increased preoperative collection of autologous blood with recombinant human erythropoietin therapy. N Engl J Med 321(17):1163–1168
5. Goodnough LT et al. (1994) A phase III trial of recombinant human erythropoietin therapy in nonanemic orthopedic patients subjected to aggressive removal of blood for autologous use: dose, response, toxicity, and efficacy. Transfusion 34:66–71
6. Güse H-G (1991) Erfahrung mit der Eigenblutspende (EBS) in der Herzchirurgie. In: Mempel W, Heim MU (Hrsg) Methoden der perioperativen Eigenbluttransfusionen. Demeter, München, S 49–53
7. Güse H-G et al. (1993) Können präoperative Eigenblutspenden (EBS) postoperative Komplikationsraten in der Herzchirurgie senken? In: Mempel W et al. (Hrsg) Eigenbluttransfusion – eine aktuelle Übersicht. Sympomed, München, S 106–116
8. Güse H-G et al. (1993) Preoperative autologous blood donation with rhEPO therapy in patients scheduled for cardiac surgery: Preliminary results of a dose-response finding multicenter trial discussion. In: Bauer C et al. (eds) Erythropoietin. M. Dekker, New York, pp 411–424
9. Güse HG, Asmussen P et al. (1994) Komplikationen bei Eigenblutspendern vor herzchirurgischen Eingriffen. In: Mempel W et al. (Hrsg) Eigenbluttransfusion. Sympomed, München, S 579–85
10. Heiss M, Mempel W et al. (1993) Klinische Auswirkungen der mit einer Bluttransfusion assoziierten Immunmodulation auf das Ergebnis der Tumoroperation. Infusionsther Transfusionsmed 20 (Suppl):25–29
11. Jensen LS et al. (1992) Postoperative infection and natural killer cell function following blood transfusion in patients undergoing elective colorectal surgery. Br J Surg 79:513–516
12. McVay PA et al. (1990) Moderate and severe reactions during autologous blood donations are no more frequent than during homologous blood donations. Vox Sanguis 59:70–72
13. Mezrow CK, Bergstein I, Tartter PI (1992) Postoperative infections following autologous and homologous blood transfusions. Transfusion 32:27–30
14. Murphy P, Heal JM, Blumberg N (1991) Infection or suspected infection after hip replacement surgery with autologous or homologous blood transfusions. Transfusion 31:212–217
15. Niemer M, Nemes C, Lunsgaard-Hansen P, Blauhut B (Hrsg) (1992) Datenbuch Intensivmedizin. Fischer, Stuttgart
16. Osswald PM et al. (1993) Dose-response relationship of rhEPO in preoperative autologous blood donation in patients scheduled for elective orthopedic surgery. In: Bauer C et al. (eds) Erythropoietin. Dekker, New York, pp 425–442
17. Ottino G et al. (1987) Major sternal wound infection after open-heart surgery: a multivariate analysis of risk factors in 2579 consecutive operative procedures. Ann Thorac Surg 44:173–179
18. Spiess BD et al. (1992) Autologous blood donation: hemodynamics in an high-risk patient population. Transfusion 32:17–22
19. Tartter PI (1989) Blood transfusion and postoperative infections. Transfusion 29:456–459
20. Vergl. die Veröffentlichungen der jährlichen Informationstagung über „Autologe Transfusion" seit 1988. Hrsg. Mempel W et al., München, Demeterverlag, Sympomed-Verlag. Vergl. weiterhin die jährlichen Kongressberichte der DGTI in „Beiträge zur Infusionstherapie und klinischen Ernährung", Karger, Basel
21. Vergleiche die zusammenfassende Arbeit von Singbartl in diesem Band.

Führt die Vermeidung homologer Bluttransfusionen zur Verbesserung der Prognose maligner Tumoren?

P. M. Schlag, Ch. Kettelhack

Burrows u. Tartter [6] berichteten 1982 erstmals über eine Verschlechterung der Prognose bei Patienten mit kolorektalen Karzinomen, die eine perioperative Bluttransfusion erhalten hatten. Sie gaben für die transfundierten Patienten eine Fünfjahresüberlebensrate von 51 % vs. 84 % bei den Patienten ohne Bluttransfusion an (p<0,005). Während diese Beobachtungen in den folgenden Jahren durch einige ähnliche Arbeiten gestützt wurden [4, 8, 10, 25, 27, 31, 35], kamen andere Arbeitsgruppen zu dem Ergebnis, daß der Einfluß der Bluttransfusion auf die Prognose maligner Tumoren kein eigenständiger ist, sondern lediglich Ausdruck damit assoziierter negativer Prognosefaktoren [2, 8, 9, 16, 21, 22, 30, 35, 36]. Im folgenden sollen diese Zusammenhänge näher analysiert, und generell Ansätze zur Vermeidung der Fremdbluttransfusion auch bei Patienten mit Tumorleiden erörtert werden.

Immunsuppression durch Bluttransfusion

1973 wurde von Opelz et al. [24] über ein verbessertes Transplantatüberleben berichtet, wenn die Patienten vor einer Nierentransplantation Fremdbluttransfusionen erhalten hatten. Dieser protektive Effekt zeigt eine Abhängigkeit mit steigender Anzahl transfundierter Blutkonserven. Diese Beobachtung hat in den folgenden Jahren zu einer routinemäßigen Bluttransfusion für alle Patienten, die auf eine Nierentransplantation warteten, geführt. Erst seit Einführen von Cyclosporin A in die immunsuppressive Therapie von Transplantationspatienten wurde diese Praxis verändert.

Nicht nur das Transplantatüberleben wurde durch die Bluttransfusion verbessert. Als weiterer Hinweis auf eine mit der Bluttransfusion vergesellschaftete Immunsuppression ergab sich eine erhöhte Inzidenz maligner Tumoren bei Transplantierten. In verschiedenen Tumormodellen konnte nachgewiesen werden, daß sowohl das lokale Tumorwachstum [11] als auch die Metastasierungsrate [18] nach Bluttransfusion beschleunigt sind.

Die Immunsuppression durch eine Bluttransfusion ist an einer Reihe von Parametern meßbar [5]. Es kommt zu einer Suppression der Aktivität der natürlichen Killerzellen mit einer gleichzeitigen Aktivierung von T-Suppressorzellen. Die T-Helferzellen sind dagegen in ihrer Aktivität vermindert. Auch die Zytokinproduktion durch die T-Helferzellen ist herabgesetzt. In vitro zeigen die

Lymphozyten von Patienten nach Bluttransfusion eine geringere Antwort auf externe Mitogene (z.B. Phythaemagglutinin) sowie eine verminderte Reaktivität in der „Mixed Lymphocyte Culture" (MLC). Auch die Fähigkeit zur Phagozytose ist vermindert. Bei der intrakutanen Testung gegen verschiedene Standardantigene zeigen Patienten nach Bluttransfusion eine reduzierte zellvermittelte Zytotoxizität (DTH-Reaktion).

Einfluß der Fremdbluttransfusion auf die Prognose maligner Tumoren

Der Bericht von Burrows u. Tartter [6] wurde gefolgt von einer Reihe anderer Publikationen, die z.T. auch an sehr großen Patientenzahlen den negativen Einfluß einer Fremdbluttransfusion auf die Prognose maligner Tumoren nachweisen konnten (Tabelle 1). Zwei Arbeitsgruppen konnten diese ungünstige Wirkung nach multifaktorieller Analyse auf die Transfusion von Blutplasma und nicht von zellularen Blutbestandanteilen zurückführen [15, 20].

Diesen Ergebnissen sind jedoch Publikationen gegenüberzustellen, die einen solchen negativen Einfluß einer Bluttransfusion auf die Prognose von Tumorpatienten nicht nachweisen konnten oder in denen ein negativer Einfluß nach Multivarianzanalyse unter Einbeziehung anderer bekannter Prognosefaktoren nicht mehr als eigenständiger Faktor anzusehen war (Tabelle 2). Vor diesem Hintergrund sind auch einige der Arbeiten, welche einen eindeutigen negativen Einfluß der Transfusion belegen, vorsichtig zu interpretieren. So fällt z.B. in der Analyse von Parrott et al. [25] eine hochsignifikante Verschlechterung der Fünfjahresüberlebensrate (60 % vs. 76 %, p < 0,01) nach Bluttransfusion auf. Deutliche Unterschiede bezüglich Operationszeit, Ausmaß des Blutverlustes und dem Ausgangs-Hb-Wert zwischen den transfundierten und nicht transfun-

Tabelle 1. Unabhängiger negativer Einfluß der perioperativen Bluttransfusion auf die Prognose maligner Tumoren (Literaturauswahl)

Autor/Jahr	Lit.-Ziffer	Anzahl Patienten	Tumorart	% transfundiert
Burrows u. Tartter (1982)	6	122	Kolon/Rektum	47
Blumberg et al. (1985)	4	197	Kolon/Rektum	65
Foster et al. (1985)	10	146	Kolon/Rektum	45
Parrott et al. (1986)	25	517	Kolon/Rektum	72
Voogt et al. (1987)	35	113	Kolon	76
Hermanek et al. (1989[a])	15	598	Kolon/Rektum	86
Marsh et al. (1990[a])	20	156	Kolon/Rektum	47
Tartter (1992)	31	339	Kolon/Rektum	32
Rosenberg et al. (1985)	27	156	Weichteil	31
Tartter et al. (1984)	32	165	Bronchial	36
Crowe et al. (1989)	8	501	Mamma Stad. I	36

[a] Nach multivarianter Analyse nur die Transfusion von Plasma unabhängiger prognostischer Faktor.

Tabelle 2. Fehlender unabhängiger Einfluß der perioperativen Bluttransfusion auf die Prognose maligner Tumoren (Literaturauswahl)

Autor/Jahr	Lit.-Ziffer	Anzahl Patienten	Tumorart	% transfundiert
Nathanson et al. (1985)	21	366	Kolon/Rektum	54
Weiden et al. (1987)	36	171	Kolon/Rektum	60
Vente et al. (1989)	34	212	Kolon/Rektum	74
Crowson et al. (1989)	9	525	Kolon/Rektum	71
Bentzen et al. (1990)	2	468	Kolon/Rektum	66
Tang et al. (1993)	11	725	Kolon/Rektum	65
Kampschoer et al. (1989)	16	1000	Magen	37
Pastorino et al. (1986)	26	283	Bronchial	55
Nowak u. Ponsky (1984)	22	81	Mamma	51
Voogt et al. (1987)	35	383	Mamma	70
Crowe et al. (1989)	8	311	Mamma Stad. II	37

dierten Patienten wurden bei der Analyse jedoch nicht näher berücksichtigt. Hinzu kommt, daß in der transfundierten Patientengruppe ein wesentlich höherer Anteil von Patienten mit Rektumkarzinom vertreten war als in der nicht transfundierten Gruppe (52 % vs. 23 %). In dem von Blumberg et al. [4] beschriebenen Patientenkollektiv fand sich eine deutliche Abhängigkeit der Transfusionshäufigkeit vom Dukes-Stadium (60 % bei Dukes A und B, 77 % Transfusion bei Dukes C). Tumoren im rechten Hemikolon fanden sich bei 64 % der transfundierten Patienten und nur bei 28 % der nicht transfundierten Patienten. Auch diese Faktoren wurden in ihrer Bedeutung für die Analyse nicht näher berücksichtigt.

Bei der Analyse des Krankengutes der Chirurgischen Universitätsklinik Heidelberg (1981–1989) fanden wir bei 544 Patienten, die kurativ an einem kolorektalen Karzinom operiert wurden, eine signifikant verringerte 5 Jahre rezidivfreie Zeit bei den transfundierten Patienten (75 % vs. 84 %, p < 0,03). Bei genauerer Aufschlüsselung des Krankengutes nach bekannten prognostischen Faktoren zeigt sich jedoch, daß die Bluttransfusion selbst an Bedeutung verliert (Tabelle 3). Bei gesonderter Auswertung der Patienten mit Kolon- bzw. Rektumkarzinom und bei Berücksichtigung der Dukes-Stadien verwischen sich diese Unterschiede weitgehend.

Die Bedeutung eines möglichen Einflusses der Fremdbluttransfusion auf die Prognose maligner Tumoren ergibt sich bei Betrachtung der Angaben zur Transfusionshäufigkeit (Tabellen 1, 2). Sie bewegt sich in den Studien auch aus größeren Kliniken zwischen 45 % und 86 % für Patienten mit kolorektalen Karzinomen. Auch für das Mammakarzinom werden Transfusionsraten von bis zu 70 % [35] angegeben. Im Krankengut der Chirurgischen Universitätsklinik Heidelberg (1981–1989) hatten 84 % der Patienten mit einem kolorektalen Karzinom eine perioperative Bluttransfusion erhalten. Die Transfusionshäufigkeit kann heute durch den Einsatz blutsparender Operationstechniken, aber auch durch das Festlegen niedriger Interventionsgrenzen für die Transfusion deutlich gesenkt werden. So kann bei hämodynamisch stabilen Patienten ein Hb-Wert

Tabelle 3. Einfluß der perioperativen Bluttransfusion auf die Prognose des kolorektalen Karzinoms – Eigene Ergebnisse (Chir. Univ.-Klinik Heidelberg 1981–1989) [29]

	Anzahl Patienten	% transfundiert	5 Jahre rezidivfrei (%)		p-Wert
			Mit Transfusion	Ohne Transfusion	
Gesamt	544	81	75	84	<0,03
Kolon	288	73	88	84	0,73
Dukes A	66	61	92	100	0,18
Dukes B	128	77	90	90	0,5
Dukes C	94	76	71	51	0,25
Rektum	256	89	67	88	<0,05
Dukes A	101	87	78	100	0,08
Dukes B	74	86	63	63	0,9
Dukes C	81	95	59	100	0,2

von 8 g/dl ohne weiteres akzeptiert werden [37]. Die Ergebnisse einer multizentrischen Studie bei Kolonkarzinompatienten (s. unten) mit einer Transfusionshäufigkeit von insgesamt ca. 30 % belegen dies eindrücklich.

Einfluß der Eigenblutspende bzw. Transfusion

Allein schon wegen des fehlenden Risikos der Infektionsübertragung hat die Eigenblutspende in der klinischen Praxis in den letzten Jahren zunehmend an Bedeutung gewonnen. Vor allem in der Orthopädie und Herzchirurgie konnte der Fremdblutbedarf durch die Organisation effizienter Eigenblutspendenprogramme und den zusätzlichen Einsatz anderer Verfahren der autologen Transfusion, wie z.B. Hämodilution und intraoperative Retransfusion, verringert werden. Im Rahmen klinischer Studien konnte die Menge des gespendeten Eigenblutes durch Gabe von rekombinantem Erythropoietin deutlich gesteigert werden [13].

In den letzten Jahren wird zunehmend deutlich, daß auch Patienten mit malignen Tumoren zur präoperativen Eigenblutspende herangezogen werden können. Bislang gibt es klinisch keinen Anhalt dafür, daß durch eine Eigenblutspende eine Metastasierung des Tumorleidens begünstigt oder gar induziert wird. Beachtet werden sollten in diesem Zusammenhang jedoch Ergebnisse, die auf eine Immunsuppression durch die Blutspende bzw. bei Blutverlust hinweisen [19]. So wurde bei Blutspendern eine Suppression der natürlichen Killerzellen beobachtet, die T-Zellfunktion war dagegen unverändert. Auch die Gesamtzahl der Lymphozyten ist nach Blutspende verringert, ohne daß sich die Relation der einzelnen Lymphozytensubpopulationen zueinander verändert. Vor diesem Hintergrund sind auch Daten über eine Immunsuppression im Rahmen einer experimentell erzeugten Hypovolämie bzw. eines Blutungsschocks zu sehen [1, 28]. So ist die Produktion einzelner Cytokine (z.B. IL-2,

IL-3, IL-5) durch die Lymphozyten nach einer Blutung insgesamt herabgesetzt, andere Cytokine, wie z.B. Interferon-γ, sind dagegen erhöht.

Bisher liegen lediglich zwei Studien vor, in denen der Einfluß einer Eigenbluttransfusion im Gegensatz zu einer Fremdbluttransfusion auf die Prognose kolorektaler Karzinome näher untersucht wird. Während Heiss et al. [14] eine deutlich bessere Prognose für Patienten, die lediglich mit Eigenblut transfundiert wurden, beschrieben, konnte im Rahmen einer von Busch et al. [7] veröffentlichten Multicenterstudie kein Unterschied zwischen den beiden Transfusionsarten festgestellt werden. Auch in dieser Studie wurde jedoch der negative Einfluß einer Transfusion allgemein auf die Prognose bestätigt.

Klinische Studien mit Erythropoietin

Goodnough et al. [13] konnten zeigen, daß es durch den Einsatz von rekombinantem humanem Erythropoietin (rhEPO) möglich ist, die Menge an gespendetem Eigenblut bei orthopädischen Patienten deutlich zu steigern. In mehreren Untersuchungen an Tumorpatienten, vor allem mit einer chemotherapiebedingten Anämie, konnte eine Verbesserung des Hämoglobinwertes und eine damit verbundene Verringerung des Transfusionsbedarfes durch Erythropoietin erreicht werden [17]. Vor diesem Hintergrund wurden von uns in Zusammenarbeit mit der Fa. Boehringer Mannheim zwei klinische Studien mit Erythropoietin mit dem Ziel initiiert, den Bedarf an Fremdbluttransfusionen bei Tumorpatienten zu verringern.

Bei Patienten mit Rektumkarzinomen und dem bei der operativen Therapie dieser Tumoren zu erwartenden hohen Blutbedarf soll durch eine 10- bis 12tägige Vorbehandlung mit rekombinantem Erythropoietin versucht werden, die Menge präoperativ gespendeten Eigenblutes zu steigern. Die Studie wird von uns derzeit prospektiv randomisiert plazebokontrolliert durchgeführt.

Patienten mit einem Tumor im rechten Hemikolon haben in einem hohen Prozentsatz eine z.T. sehr ausgeprägte Anämie. Auf Grund von Literaturangaben ist in diesem Patientenkollektiv mit einer Transfusionshäufigkeit von bis zu 80% zu rechnen (Tabellen 1, 2). Durch eine perioperative Therapie mit rhEPO sollte in einer prospektiv randomisierten multizentrischen Studie versucht werden, diese Transfusionshäufigkeit zu verringern. Bei den bisher auswertbaren Patienten (n=104) konnte kein wesentlicher Unterschied im Transfusionsbedarf festgestellt werden (33% rhEPO vs. 27% Plazebo). Auffällig ist jedoch bei dieser Studie vor allem der insgesamt niedrige Anteil der Patienten, die eine Fremdbluttransfusion erhielten. Hauptgrund hierfür ist sicherlich, daß die Interventionsschwelle für die Fremdbluttransfusion bei einem Hb-Wert von 7,5 g% festgelegt wurde.

Leukozytendepletion

Den in einer Blutkonserve enthaltenen Leukozyten wird eine wesentliche Rolle bei der durch die Transfusion verursachten Immunsuppression zugeschrieben. So ist z.B. die im Rahmen der Nierentransplantation beschriebene protektive

Wirkung einer Bluttransfusion aufgehoben, wenn aus der Blutkonserve die Leukozyten herausgefiltert werden. Auch die sonst nach Fremdbluttransfusion festzustellende Häufung einer postoperativen Infektionsrate kann durch Leukozytendepletion deutlich gesenkt werden. Dieses wurde in mehreren Studien z.B. beim kolorektalen Karzinom [14] und der akuten myeloischen Leukämie [23] gezeigt. Gianotti et al. [12] konnten tierexperimentell zeigen, daß die Infektionsabwehr bei Transfusion leukozytenfreien Blutes im Vergleich zu leukozytenhaltigem Blut günstiger ist; Tiere, bei denen durch eine E-Coli-Injektion eine Sepsis hervorgerufen wurde, hatten eine deutlich geringere Letalitätsrate. Auch die sonst nach Bluttransfusion zu beobachtende Zunahme des Tumorwachstums im Tiermodell ist nach Transfusion leukozytenfreien Blutes aufgehoben [3].

In der klinischen Praxis hat sich die Transfusion leukozytenfreien Blutes, vor allem in der medizinischen Onkologie/Hämatologie, durchgesetzt. Die sonst nach wiederholter Transfusion beobachtete Transfusionsresistenz bei Patienten unter langzeitiger Chemotherapie konnte hierdurch deutlich gesenkt werden. Auch die Infektionsübertragung durch leukotrophe Erreger, wie z.B. CMV und Toxoplasmose, wird durch die Leukozytendepletion weitgehend vermieden.

Trotz des theoretisch eindeutigen Vorteils der leukozytenfreien Transfusion fehlen bisher ausreichende klinische Untersuchungen zum Einfluß der Leukozytendepletion auf die Prognose maligner Tumoren. Die finnische AML-Studie [23] konnte einen eindeutigen prognostischen Vorteil der Leukozytendepletion prospektiv aufzeigen. Bei einer multizentrischen Studie zur leukozytenfreien Transfusion beim kolorektalen Karzinom [33] konnte dagegen bisher keine Verbesserung der Prognose durch diese Maßnahme nachgewiesen werden.

Schlußfolgerungen

Der Nachweis eines negativen Einflusses einer Fremdbluttransfusion auf die Prognose maligner Tumoren konnte bisher keineswegs eindeutig geführt werden. Wie die genauere Analyse der bisher vorliegenden Arbeiten zeigt, ist eine perioperative Bluttransfusion lediglich mit anderen ungünstigen prognostischen Faktoren assoziiert. Auch die noch sehr widersprüchlichen Ergebnisse zum Einfluß der Eigenblutspende und Autotransfusion auf die Prognose von Tumorpatienten müssen vor diesem Hintergrund betrachtet werden. Aufgrund der tumorunabhängigen, im Vergleich zur Fremdbluttransfusion günstigeren Konsequenzen einer Eigenblutspende mit Autotransfusion, wie z.B. verringertes Infektionsrisiko (Hepatitis, HIV, CMV) und besseren Ausschöpfung vorhandener Ressourcen, sollte die Eigenblutspende auch in der chirurgischen Onkologie weiter forciert werden. Somit sind auch im Rahmen weiterer klinischer Studien Patientengruppen zu definieren, bei denen durch den Einsatz von rekombinantem menschlichem Erythropoietin die Möglichkeiten der Eigenblutspende verbessert werden kann.

Die Transfusion leukozytenfreien Blutes bietet theoretische Vorteile, bisher fehlen aber eindeutige klinische Ergebnisse, um diese Maßnahme allgemein zu empfehlen.

In den letzten Jahren hat sich eine wesentliche Veränderung in der Transfusionspraxis ergeben. Während in den Literaturmitteilungen aus den 70er und 80er Jahren, z. B. beim kolorektalen Karzinom, aber auch beim Mammakarzinom Transfusionshäufigkeiten von bis zu 80 % angegeben wurden, ist diese Rate heute deutlich geringer. So mußten im Rahmen einer klinischen Studie zum Einsatz von Erythropoietin bei anämischen Patienten mit einem Tumor im rechten Hemikolon lediglich ca. 30 % der Patienten transfundiert werden. Die Gründe für die veränderte Transfusionspraxis liegen vor allem in der deutlich strengeren Indikationsstellung, aber auch in blutsparenderen Operationstechniken.

Literatur

1. Abraham E, Freitas AA (1989) Hemorrhage produces abnormalities in lymphocyte function and lymphokine generation. J Immunol 142:899–906
2. Bentzen SM, Balslev I, Pedersen M et al. (1990) Blood transfusion and prognosis in Dukes B and C colorectal cancer. Eur J Cancer 26:457–463
3. Blajchman MA, Bardossy L, Carmen R et al. (1993) Allogenic blood transfusion-induced enhancement of tumor growth: two animal models showing amelioration by leukodepletion and passive transfer using spleen cells. Blood 81:1880–1882
4. Blumberg N, Agarwal M, Chuang C (1985) Relationship between recurrence of cancer of the colon and blood transfusion. Br Med J 290:1037–1039
5. Blumberg N, Triulzi DJ, Heal JM (1990) Transfusion-induced immunomodulation and its clinical consequences. Transf Med Rev 4 (Suppl 1):24–35
6. Burrows L, Tartter PI (1982) Effect of blood transfusion on colonic malignancy recurrence rate. Lancet ii:662
7. Busch ORC, Hop WCJ, Hoynck van Papendrecht MA (1993) Blood transfusions and prognosis in colorectal cancer. N Engl J Med 328:1372–1376
8. Crowe JP, Gordon NH, Fry DE et al. (1989) Breast cancer survival and perioperative blood transfusion. Surgery 106:836–841
9. Crowson MC, Hallissey MT, Kiff RS et al. (1989) Blood transfusion in colorectal cancer. Br J Surg 76:522–523
10. Foster RS, Costanza MC, Foster JC et al. (1985) Adverse relationship between blood transfusions and survival after colectomy for colon cancer. Cancer 55:1195–1201
11. Francis DMA, Shenton BK (1981) Blood transfusion and tumor growth: evidence from laboratory animals. Lancet ii:871
12. Gianotti L, Pyles T, Alexander JW et al. (1993) Identification of the blood component responsible for increased susceptibility to gut-derived infection. Transf 33:458–465
13. Goodnough LT, Rudnick S, Price TH et al. (1989) Increased preoperative collection of autologous blood with recombinant human erythropoietin therapy. N Engl J Med 321:1163–1168
14. Heiss MM, Mempel W, Delanoff C et al. (1993) Multizentrische Studienplanung zur Immunmodulation bei Tumorpatienten durch die Bluttransfusion. Hämatologie München, Sympomed 2:119–125
15. Hermanek P, Guggenmoos-Holzmann I, Schricker KT et al. (1989) Der Einfluß der Transfusion von Blut und Haemoderivaten auf die Prognose des colorectalen Carcinoms. Langenbecks Arch Chir 374:118–124
16. Kampschör GHM, Maruyama K, Sasako M et al. (1989) The effects of blood transfusion on the prognosis of patients with gastric cancer. World J Surg 13:637–643
17. Ludwig H, Fritz E, Kotzmann H et al. (1990) Erythropoietin treatment of anemia associated with multiple myeloma. N Engl J Med 322:1693–1999
18. Marquet RL, deBruin RWF, Dallinga RJ et al. (1986) Modulation of tumor growth by allogenic blood transfusion. J Cancer Res Clin Oncol 111:50–53

19. Marquet RL, Hoynck van Papendrecht MA, Busch OR, Jeekel J (1993) Blood danation leads to a decrease in natural killer cell activity: a study in normal blood donors and cancer patients. Transf 33:368–373
20. Marsh J, Donnan PT, Hamer-Hodges DW (1990) Association between transfusion with plasma and the recurrence of colorectal carcinoma. Br J Surg 77:623–626
21. Nathanson SD, Tilley BC, Schultz L, Smith R (1985) Perioperative allogenic blood transfusions: survival in patients with resected carcinomas of the colon and rectum. Arch Surg 120:734–738
22. Nowak MM, Ponsky JL (1984) Blood transfusion and disease-free survival in carcinoma of the breast. J Surg Oncol 27:124–130
23. Oksanen K, Elonen E (1993) Impact of leukocyte-depleted blood components on the haematological recovery and prognosis of patients with acute myeloid leukaemia. Br J Haematol 84:639–647
24. Opelz G, Sengar DPS, Mickey MR, Terasaki PI (1973) Effect of blood transfusions on subsequent kidney transplants. Transplant Proc 5:253–259
25. Parrott NR, Lennard TWJ, Taylor RMR et al. (1986) Effect of perioperative blood transfusion on recurrence of colorectal cancer. Br J Surg 73:970–973
26. Pastorino U, Valente M, Cataldo I et al. (1986) Perioperative blood transfusion and prognosis of resected stage Ia lung cancer. Eur J Cancer Clin Oncol 22:1375–1378
27. Rosenberg SA, Seipp CA, White DE, Wesley R (1985) Perioperative blood transfusions are associated with increased rates of recurrence and decreased survival in patients with high-grade soft-tissue sarcomas of the extremities. J Clin Oncol 3:698–709
28. Singh SK, Marquet RL, deBruin RWF et al. (1988) Consequences of blood loss on growth of artificial metastases. Br J Surg 75:377–379
29. Strouhal U (1994) Der Einfluß der perioperativen Bluttransfusion auf die Prognose des kolorektalen Carcinoms. Med Dissertation, Univ Heidelberg
30. Tang R, Wang JY, Chang Chien CR et al. (1993) The association between perioperative blood transfusion and survival of patients with colorectal cancer. Cancer 72:341–348
31. Tartter PI (1992) The association of perioperative blood transfusion with colorectal cancer recurrence. Ann Surg 216:633–638
32. Tartter PI, Burrows L, Kirschner P (1984) Perioperative blood transfusion adversely affects prognosis after resection of stage I (subset N0) non-oat cell lung cancer. J Thorac Cardiovasc Surg 88:659–662
33. van de Velde CJH (1993) The effect of leukocyte depletion in perioperative blood transfusions on the prognosis of colorectal cancer. CAO-Seminar: Fremdbluttransfusion in der Chirurgischen Onkologie – Facts and Fictions. Marburg, 10.–11. 9. 1993
34. Vente JP, Wiggers T, Weidema WF et al. (1989) Peri-operative blood transfusion in colorectal cancer. Eur J Surg Oncol 15:371–374
35. Voogt PJ, van de Velde CJH, Brand A et al. (1987) Perioperative blood transfusion and cancer prognosis: different effects of blood transfusion on prognosis of colon and breast cancer patients. Cancer 59:836–843
36. Weiden PL, Bean MA, Schultz P (1987) Perioperative blood transfusion does not increase the risk of colorectal cancer recurrence. Cancer 60:870–874
37. Zander R (1992) Der optimale Bereich der Hämoglobinkonzentration: Physiologie und Klinik. Chir Gastroenterol 8:119–127

Präoperativer Einsatz von rhEPO
bei elektiven Hysterektomien (Kasuistiken)

A. Prechtl, W. Loos, H. Graeff

Die Frauenheilkunde ist nach dem Urteil des Bundesgerichtshofs, das eine Hysterektomie und somit eine Operation dieses Fachgebietes betraf, in besonderer Weise aufgefordert, sich Gedanken darüber zu machen, wie sich Fremdbluttransfusionen vermeiden lassen.

Bereits vor Erscheinen derartiger Titelblätter renommierter Nachrichtenmagazine haben wir uns veranlaßt gesehen, die Indikation zur Fremdblutübertragung kritisch zu überdenken.

Betrachtet man für die Frauenklinik der Technischen Universität München im Zeitraum von 1. Januar 1983 bis 1. Januar 1993 die prä-, intra- bzw. postoperative Transfusionsrate bei einfachen Hysterektomie, Hysterektomie mit Adnektomie einseitig und Hysterektomie mit Adnektomie beidseits, so zeigt sich folgende Transfusionsrate (Tabelle 1):

Nach Analyse zeigt sich, daß in 52 % der Fälle nur eine oder zwei Konserven transfundiert wurden – eine Tatsache, die in Zukunft hinsichtlich der Indikationsstellung zur Transfusion kritisch bewertet werden muß.

Extreme Bedeutung hat in der Gynäkologie – abgesehen von akut blutenden Genitalerkrankungen – der Zeitfaktor. Im Gegensatz zur Abdominalchirurgie (mit 40–50 % Notfalleingriffen) sind Notfalleingriffe in der Gynäkologie bezüglich Hysterektomie aufgrund Hypermenorrhoe, Menometrorrhagien oder Uterus myomatosus eher selten. Hierbei handelt es sich um elektive – sprich geplante – Operationen, die nicht als Notfall oder Eiloperation durchgeführt werden.

Bei diesen elektiv geplanten Hysterektomien an Patientinnen mit einem niedrigen Ausgangswert für Hämoglobin, sprich Hb-Wert < 10 g %, ist die auch organisatorisch aufwendige Eigenblutspende nicht durchführbar. Die alternativ sich anbietende Transfusion von Fremdblut ist mit einem Infektionsrisiko für den Empfänger behaftet. Wir haben daher gentechnisch hergestelltes Erythropoietin angewendet mit dem Ziel, eine Transfusion von Fremdblut zu vermeiden.

Tabelle 1. Anteil mit Fremdblut (prä-/postmenopausal) 1983–1993

			1992
HE einf.	747	70 = 9,4 %	0,5 %
HE + Adnektomie eins.	341	45 = 13,4 %	1,0 %
HE + Adnektomie bds.	740	212 = 28,4 %	2,0 %

Im Rahmen einer Pilotstudie wurden Patientinnen mit einem präoperativen Hämoglobinwert von <10 g% mit gentechnisch hergestelltem Erythropoietin (Recormon S, Fa. Böhringer, Mannheim) behandelt. Folgendes Schema wurde festgelegt:

3mal pro Woche s.c.-Injektion von: 2000 IE Recormon S (= 30–40 IE pro kg KG) täglich orale Substitution von: 200 mg Ferrum(+ +)-Sulfat.

Exemplarisch sollen 3 Behandlungsverläufe vorgestellt werden:

Fallbeispiel 1: Eine 55jährige Patientin mit Hypermenorrhoe bei Uterus myomatosus, die mit einem Hb-Gehalt von 6,5 g% zur Hysterektomie eingewiesen wurde (Abb. 1). Während eines Behandlungszeitraumes von 23 Tagen konnte

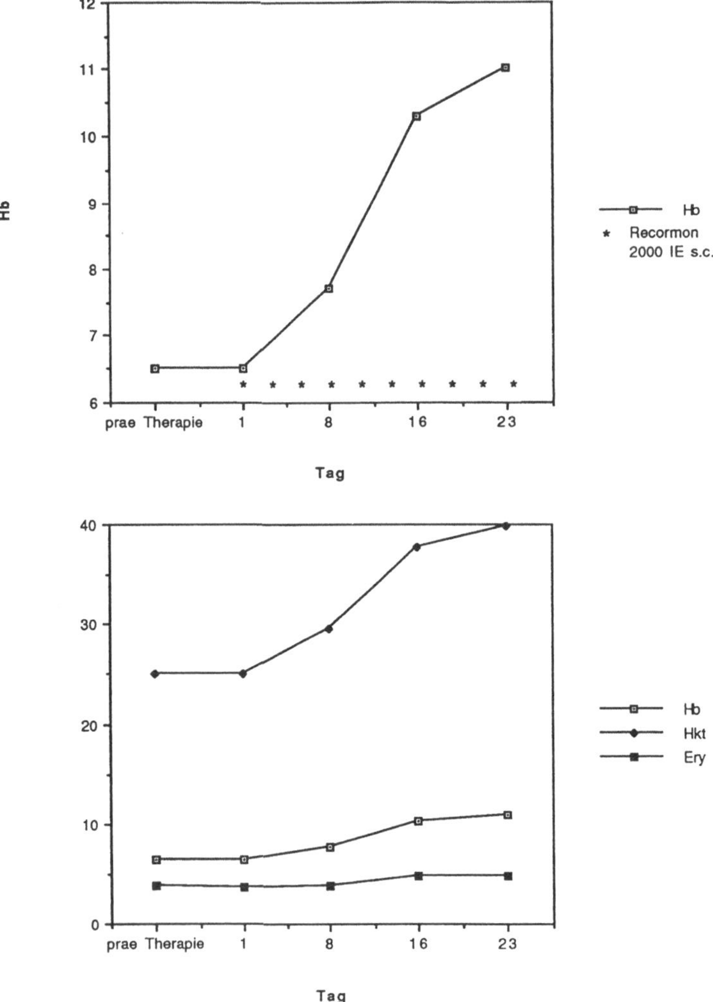

Abb. 1. U.S. *28.11.1948. Hypermenorrhoe bei Ut. My.

der Hb-Gehalt auf 11 g% angehoben werden. Innerhalb dieses Zeitraumes bekam die Patientin 10mal eine s.c. Injektion von jeweils 2000 IE Recormon. Während der präoperativen Vorbehandlung kam es zu einer Periodenblutung.

Fallbeispiel 2: Eine 55jährige Patientin, ebenfalls mit Hypermenorrhoe bei Uterus myomatosus, mit einem Ausgangshämoglobinwert von 7,5 g%, die während einer Behandlungsdauer von 20 d durch Gabe von 9mal 2000 IE Recormon einen Hb-Wert von 13,5 g% erreichte (Abb. 2).

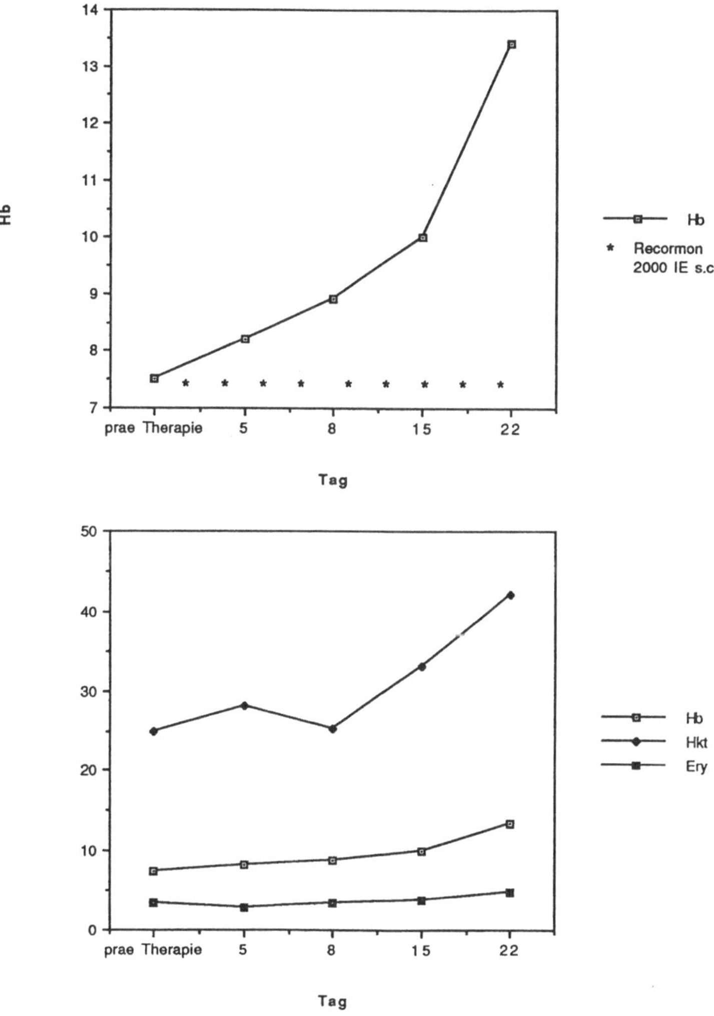

Abb. 2. H.E. *01.08.1947. Hypermenorrhoe bei Ut. My.

Fallbeispiel 3: Ebenfalls eine Patientin mit Hypermenorrhoe bei Uterus myomatosus, Ausgangshämoglobinwert von 6,8 g%, die nach einem Behandlungszeitraum von 16 Tagen und Gabe von 9 Ampullen Recormon einen Hb-Wert von
11,7 g% erreichte (Abb. 3).

Betrachtet man für diese Gruppe die Mittelwerte und die Streuung, läßt sich
folgende Grafik darstellen. Mittels dieser Behandlung läßt sich ein täglicher
Hb-Wert-Anstieg von 0,3 g% erreichen (Abb. 4).

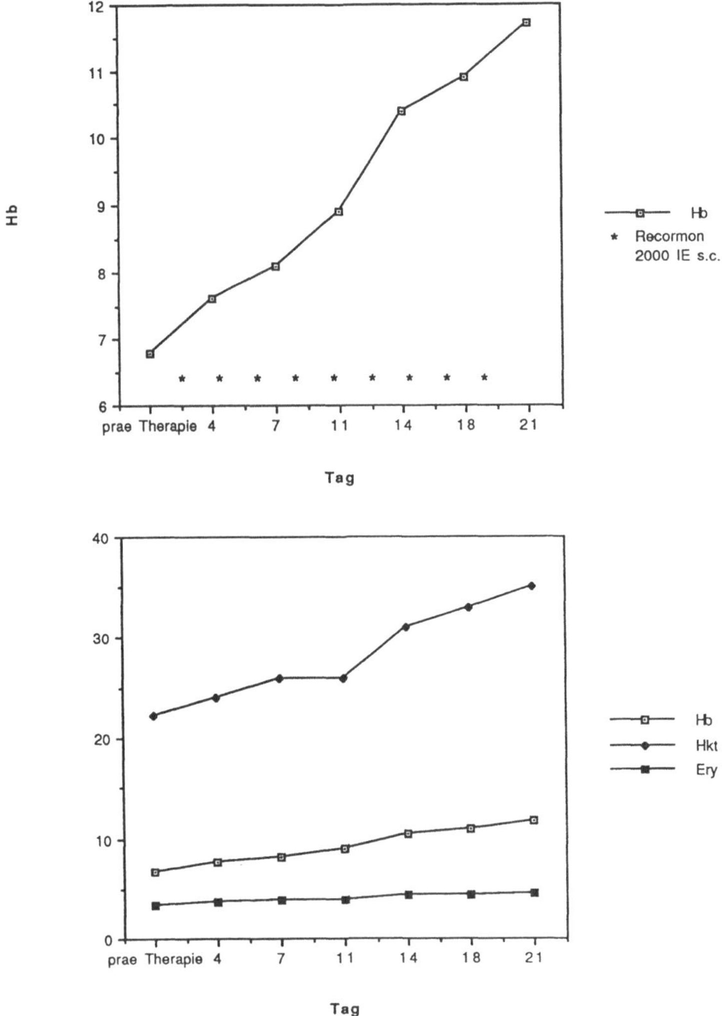

Abb. 3. P.H. *29.05.1936. Hypermenorrhoe bei Ut. My.

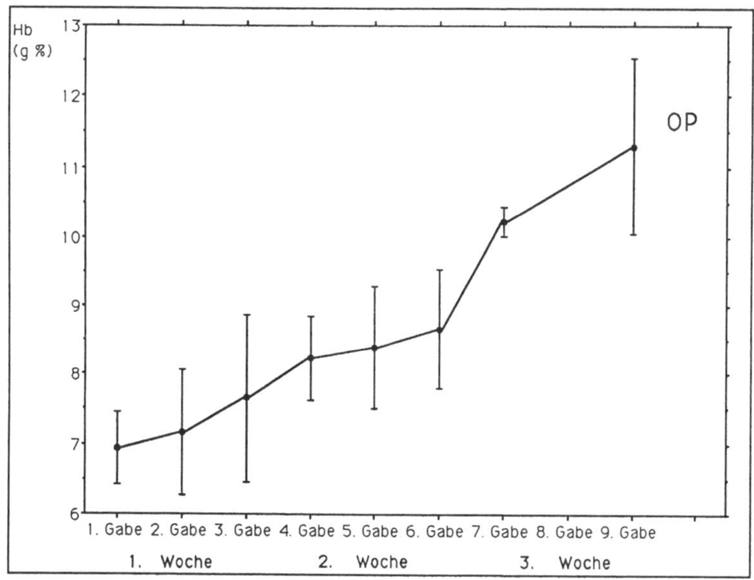

Abb. 4. Präoperative EPO-Gabe

Patientinnen mit einem derart niedrigen Ausgangshämoglobinwert von 6–7 g% sehen wir allerdings auch eher selten. Eine weitaus größere Patientinnenzahl bewegt sich um einen Hb-Wert von 10 g%. Auf dem Boden einer zunehmend restriktiven Transfusionspraxis wurde bei diesen Patientinnen der perioperative Einsatz von Erythropoietin durchgeführt.

Exemplarisch hierzu ebenfalls Behandlungsverläufe:

Fallbeispiel 4: Eine 55jährige Patientin mit Uterus myomatosus mit einem Ausgangshämoglobinwert von 10,3 g%, die jeweils am 3. und 2. präoperativen Tag 2000 IE Recormon bekam. Der Hb-Wert post operationem beträgt 8,7 g%. Im weiteren Verlauf bekommt die Patientin noch 3 Ampullen Recormon und erreicht am 12. postoperativen Tag einen Hb-Wert von 11,7 g% (Abb. 5).

Fallbeispiel 5: Eine 55jährige Patientin, die mit Blutungsunregelmäßigkeiten zur fraktionierten Abrasio und anschließenden Hysterektomie eingewiesen wird. Ausgangshämoglobinwert 9,9 g%, präoperative Gabe von 2mal 2000 IE Erytropoietin, so daß trotz fraktionierter Abrasio und Hysterektomie mit Adnektomie rechts ein postoperativer Hb-Wert von 9,6 g% besteht. 11 Tage postoperativ beträgt der Hb-Wert nach Gabe von 5 Ampullen Recormon 11,6 g% (Abb. 6).

Veranschaulicht man sich anhand einer Grafik die Behandlungsverläufe, so läßt sich hervorheben, daß zur Überbrückung des kritischen Zeitraumes, bis die Patientin einen Hb-Wert von 10,0 g% erreicht hat, bei einem Ausgangshämoglobinwert von um die 10 g% eine präoperative Gabe von 2 Ampullen Ery-

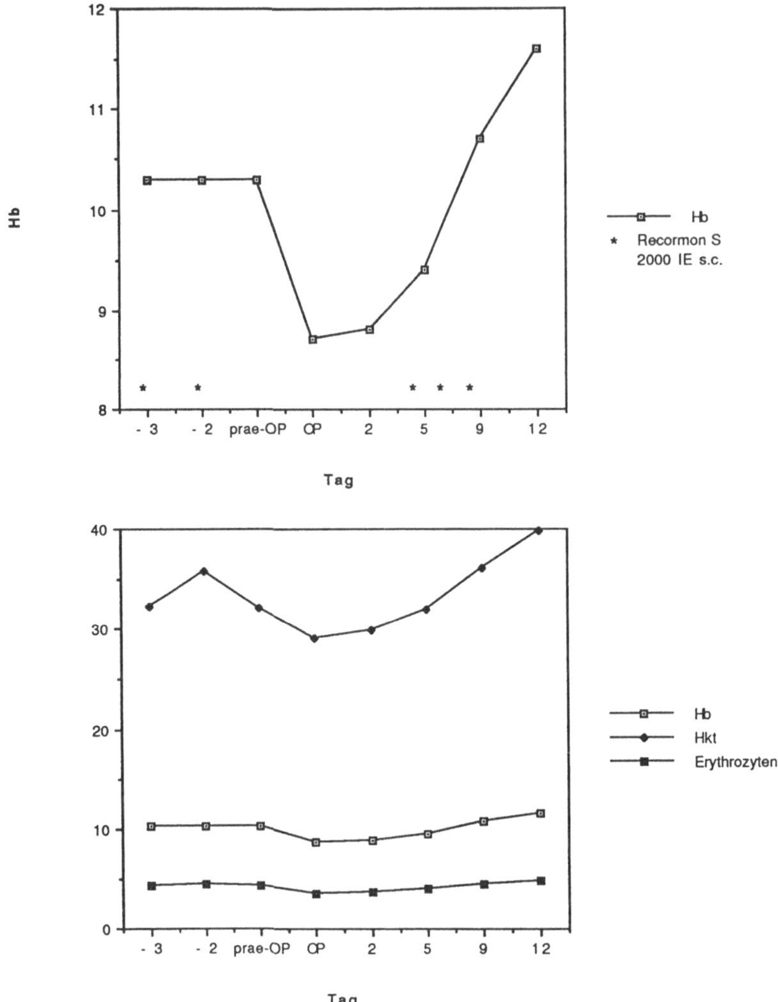

Abb. 5. M.E. *15.05.1947. Lap quer wegen Ut. My.

thropoietin und eine postoperative Gabe von 3 Ampullen Erythropoietin ausreicht. Große Bedeutung hat hierbei die Behandlung im Rahmen der normalen prä- bzw. postoperativen Krankenhausverweildauer der Patientin, d.h. es entstehen weder vermehrt Kosten durch einen längeren Krankenhausaufenthalt, noch kommt es zu organisatorisch schwierigen oder aufwendigen „Handlingsproblemen" wie bei einer Eigenblutspende, die zwingend eine terminale Vorausplanung mit Bindung an den geplanten Operationstermin sowie eine enge Kooperation zwischen den beteiligten Fachdisziplinen – sprich zuweisender Arzt, Operateur, Anästhesist und Transfusionsmediziner – voraussetzt (Abb. 7).

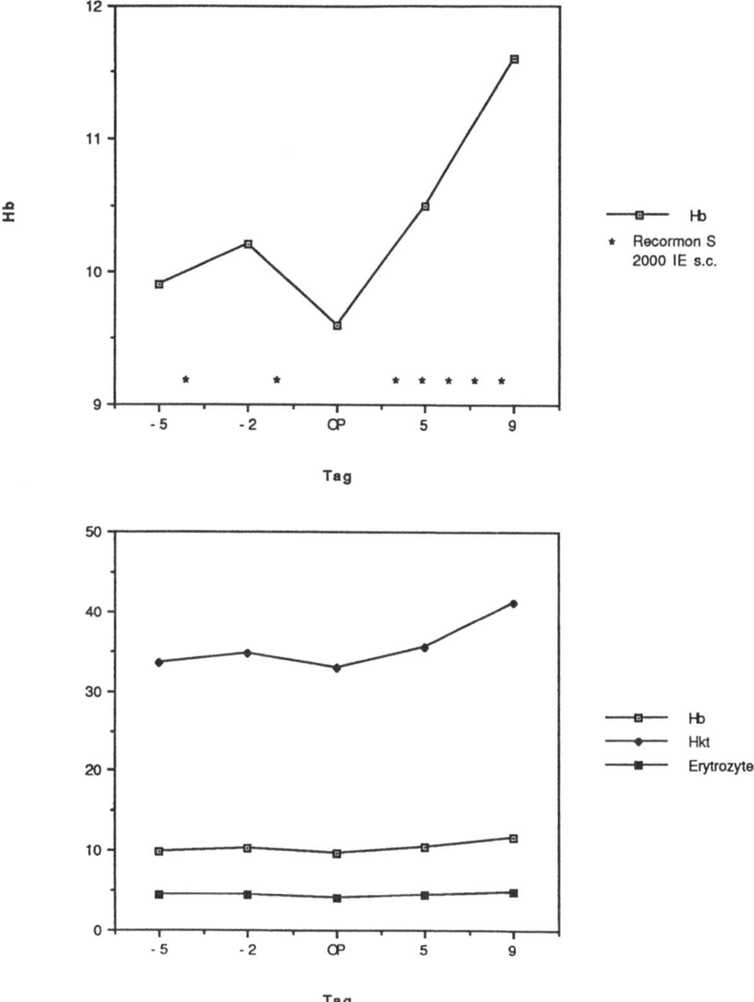

Abb. 6. M.E. *04.06.1947. fakt. Abr., HE u. Adn. re

Die bisher vorliegenden Ergebnisse haben gezeigt, daß bei keiner der Patientinnen eine Transfusion von Fremdblut erforderlich war. Durch die Behandlung mit Erythropoietin konnte bei Patientinnen, für die primär keine Eigenblutspende wegen des niedrigen Hb-Gehaltes in Frage kommt, eine Transfusion von Fremdblut ausgeschlossen werden. Die Erythropoietinbehandlung wurde in allen Fällen sehr gut toleriert; es traten keinerlei allergische Reaktionen und Nebenwirkungen auf. Besonders hervorzuheben ist der Kostenfaktor für die Behandlung:

Die durchschnittlichen Kosten für eine Erythropoietinbehandlung von DM 500,– während des Behandlungszeitraumes sind gegenüberzustellen den

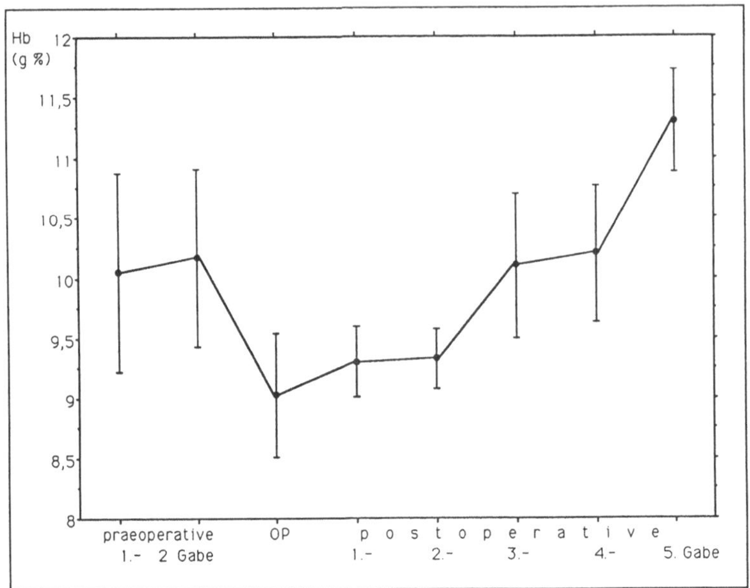

Abb. 7. Perioperative EPO-Therapie

Kosten eines Erythrozytenkonzentrates (eine Konserve Fremdblut kostet ca. DM 150,–) und einem nicht auszuschließendem Infektionsrisiko, einer potentiellen Übertragungsmöglichkeit einer Posttransfusionshepatitis und besonders des HIV-Virus.

Sowohl aufgrund der guten Compliance seitens der Patientinnen als auch aufgrund der Resultate der Pilotstudie haben wir begonnen, Erythropoietin auch bei anderen Fällen einzusetzen. Ein großes Kollektiv erschließt sich bei Wöchnerinnen, die peripartal verstärkt geblutet haben, Patientinnen mit Extrauteringravidität, die im Rahmen einer Operation vermehrt bluten und Patientinnen, die bei einer Fehlgeburt vermehrt Blut verloren haben. Postpartal bzw. postoperativ haben wir abhängig vom Blutverlust entweder nach oben genannten Schema bzw. mit bis zu täglicher Gabe von 2000 IE Recormon behandelt.

Exemplarisch lassen sich hier folgende Behandlungsverläufe zeigen:

Fallbeispiel 6: Eine 33jährige Patientin, die wegen eines beginnenden Amnioninfektionssyndroms in der 12. Schwangerschaftswoche stationär lag. Der Hämoglobinwert lag bei 12,8 g%, nach Abortus incompletus und Kurettage hatte die Patientin einen Hb-Wert von 5 g%. Nach Gabe von 10mal 2000 IE Erythropoietin während eines Zeitraumes von 10 Tagen war bereits ein Hb-Wert von 10 g% erreicht (Abb. 8).

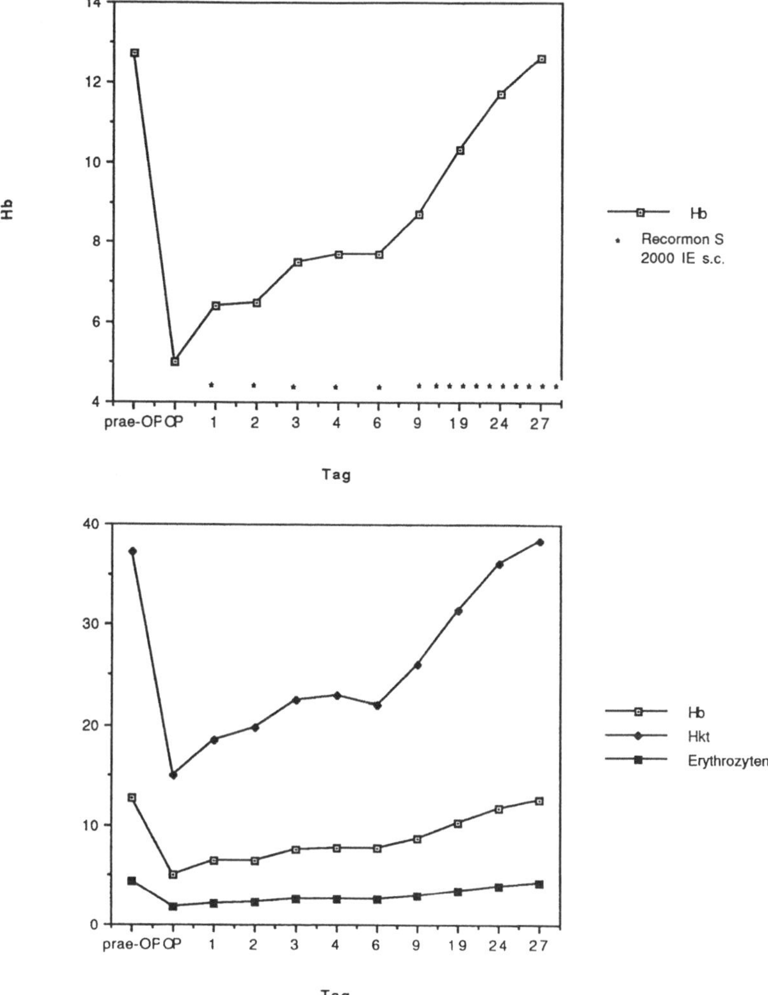

Abb. 8. A.H. *09.09.1959. Abortus incompletus, Kurettage

Fallbeispiel 7: Eine 21jährige Patientin mit Extrauteringravidität, die laparoskopisch entfernt werden konnte. Ausgangshämoglobinwert war 11,9 g%, postoperativ kam es nach einer Hämatombildung zu einem Tiefstwert von 6,3 g%. Während eines Behandlungszeitraumes von 14 Tagen konnte nach Gabe von 7 Ampullen Erythropoietin ein Hb-Wert von 10,5 g% erreicht werden (Abb. 9).

Statistisch ist erstmals nach der 3. Erythropoietingabe verglichen mit dem Operationswert ein signifikanter (p=0,0128) Hb-Anstieg zu verzeichnen (Abb. 10).

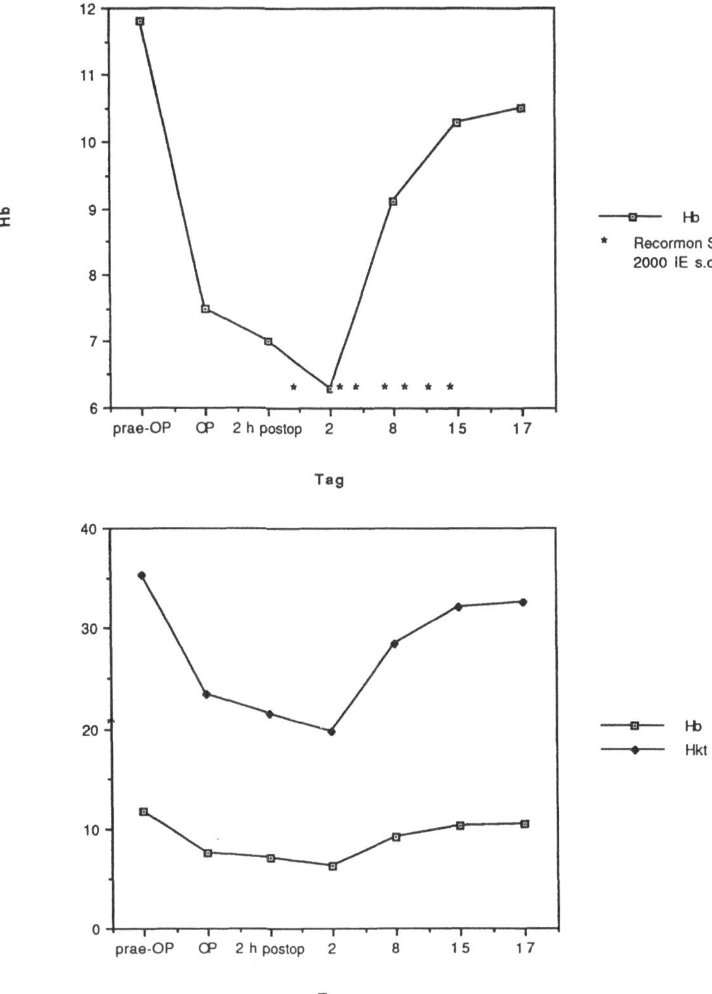

Abb. 9. S. M. *16.12.1972. Lapskop, EU

Zusammenfassend läßt sich sagen:

1. Bei der präoperativen EPO-Gabe (n = 3) bedarf es bei einem durchschnittlichen Hb-Ausgangswert von 6,9 g% 19 Behandlungstage um einen Hb-Wert von 12 g% zu erreichen.
2. Bei der perioperativen Gabe (n = 4) bedarf es bei einem durchschnittlichen Hb-Ausgangswert von 10,0 g% 10 Tage Therapie um den Ausgangswert zu erreichen.
3. Bei der postoperativen Gabe (n = 12) bedarf es bei einem postoperativen Hämoglobinwert von 7,2 g% 12 Behandlungstage um den Ausgangshämoglobinwert zu erreichen.

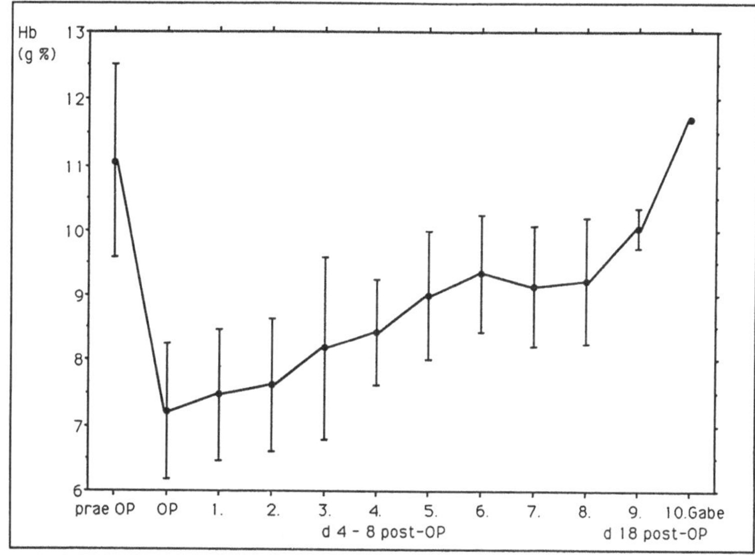

Abb. 10. Postoperative EPO-Therapie

Somit ist mittels der Erythropoietinbehandlung dem Urteil des Bundesgerichtshofs Rechnung getragen, in vermehrten Maße eine Vermeidung von Fremdbluttransfusionen zu erlangen.

Nebenwirkungen von rhEPO bei Patienten mit elektiv-chirurgischen Operationen

W. Franke

Bald nach der Verfügbarkeit rekombinanten humanen Erythropoietins wurde zunächst im Tiermodell und dann in klinischen Studien geprüft, inwieweit die Stimulation der Erythropoese durch rhEPO im Rahmen eines Eigenblutspendeprogramms in Vorbereitung auf einen elektiven chirurgischen Eingriff zu nutzen ist [1, 4, 6, 9, 11]. Eine wesentliche Zielsetzung dieser Studien war neben der Untersuchung der Wirksamkeit im Hinblick auf die zusätzlich gewinnbare Eigenblutmenge die Untersuchung des Sicherheitsprofils von rhEPO bei den für Eigenblutspendeprogramme und elektive Eingriffe charakteristischen Patientengruppen. Die bis dahin vorliegenden klinischen Erfahrungen mit rhEPO waren im wesentlichen bei der Therapie der renalen Anämie bei dialysepflichtigen Patienten gesammelt worden. Das häufigste unerwünschte Ereignis bei der Therapie der renalen Anämie ist eine dosisabhängige Erhöhung des Blutdrucks bzw. die Verstärkung einer bereits bestehenden Hypertonie bei einem Teil der Patienten. Sowohl die Ergebnisse der Tiermodellstudien als auch die klinischen Ergebnisse bei Patienten im Eigenblutspendeprogramm zeigen, daß eine Therapie mit rhEPO in dieser Indikation nicht mit dem aus der Behandlung der renalen Anämie bekannten Nebenwirkungsprofil verbunden ist. Mittlerweile liegen die Ergebnisse zahlreicher kontrollierter klinischer Studien vor, die den Rückschluß erlauben, daß die Therapie mit rhEPO im Rahmen der präoperativen Eigenblutspende nicht mit einem spezifischen Risiko verbunden ist [1, 2, 4, 5, 7, 11, 12]. In unseren eigenen kontrollierten Studien mit Dosierungen von 2×100 U/kg bis 2×800 U/kg pro Woche bei Patienten mit elektiver orthopädischer Chirurgie und bei Patienten mit elektiver Herzchirurgie liegen zur Zeit die Ergebnisse von 341 Patienten mit Epoetin-β-Therapie und 118 Kontrollpatienten vor. In diesen randomisierten Studien wurden unerwünschte Ereignisse unabhängig von einem vermuteten Kausalzusammenhang erfaßt (Adverse event-Konzept). Die Häufigkeit der beobachteten unerwünschten Ereignisse unter rhEPO-Therapie wurde mit der Häufigkeit der bei Kontrollpatienten beobachteten unerwünschten Ereignisse verglichen. Der Vergleich der unerwünschten Ereignisse bei Patienten mit elektiven orthopädischen Operationen zeigt als einzige Besonderheit eine etwas größere Häufigkeit von Schwäche, Kopfschmerz und Schwindel bei Patienten unter rhEPO-Therapie. Dies kann als typisches Beschwerdebild der Blutspende aufgefaßt werden und korreliert mit den signifikant häufigeren Eigenblutspenden und größeren Spendemengen unter rhEPO-Therapie. Der Vergleich der schwerwiegenden unerwünscnten Ereignisse in der intra- und postoperativen Phase zeigt ebenso wie die Häufigkeitsverteilung der unerwünschten Ereignisse während der Eigenblutspendephase keine Hinweise auf mit der rhEPO-Therapie assoziierte Ereignisse sowie keine dosisabhängige Häufung bestimmter unerwünschter Ereignisse (Tabellen 1, 2). Der Vergleich der unerwünschten Ereignisse bei Patienten

Tabelle 1. Anzahl der orthopädischen Patienten mit unerwünschten Ereignissen im Therapiezeitraum (präoperativ)

		Plazebo	100	200	400	800	Gesamt
Ausgewertete Patienten		31	31	28	30	34	154
Patienten mit	n =	12	15	14	13	19	73
unerwünschten Ereignissen	%	38,7	48,4	50,0	40,3	55,9	47,4
Schwächegefühl		1	3	5	3	8	20
Kopfschmerz		2	1	3	2	4	12
Schwindel		2	1	1	–	6	10
Hypertension		2	–	3	2	3	10
Übelkeit		1	2	–	2	3	8
Angina pectoris		1	2	2	1	–	6
Ödeme		–	3	–	1	–	4
Diarrhoe		1	1	1	–	1	4
Schwitzen		–	–	1	1	1	3
Hypertonus		1	1	–	–	1	3
Arrhythmie		1	–	–	–	1	2
Andere		–	1	–	1	–	2

Mehrere unerwünschte Ereignisse pro Patient möglich.

Tabelle 2. Orthopädische Patienten mit schwerwiegenden unerwünschten Ereignissen (intra- und postoperativ)

	Plazebo	100	200	400	800	Gesamt
Ausgewertete Patienten	29	26	24	25	26	130
Patienten mit schwerwiegenden UEs	1	1	2	1	3	8
Angina pectoris	–	–	–	1	–	1
Hypertensive Enzephalopathie	–	–	1	–	–	1
Herzversagen	–	–	1	–	–	1
Myokardinfarkt	1	–	–	–	–	1
Thrombose	–	–	–	1	–	1
Wundheilungsstörung	–	–	1	–	–	1
Pneumonie	–	–	1	–	–	1
Lungenembolie	–	–	–	–	1	1
Blutung	–	–	–	–	1	1
Unfall	–	1	–	–	–	1
Zerebrale Durchblutungsstörung	–	–	–	–	1	1

Mehrere unerwünschte Ereignisse pro Patient möglich.

mit elektiven kardiochirurgischen Eingriffen zeigt ebenfalls keine Hinweise auf zusätzliche Risiken durch die rhEPO-Therapie während der Eigenblutspendephase (Tabelle 3). Zwei Patienten aus einer mit rhEPO behandelten Patientengruppe (200 U/kg Körpergewicht 2× wöchentlich i.v.) erlitten nach einer unkomplizierten Eigenblutspendephase und nach planmäßiger Aufnahme in die Klinik zum vorgesehenen Elektiveingriff einen Myokardinfarkt. Einer dieser Patienten verstarb 10 Tage nach der notfallmäßig durchgeführten Bypassoperation an einer Sepsis. Der andere Patient wurde nach dreiwöchiger stationärer Behandlung nach Hause entlassen und verstarb 3 Tage nach der Entlassung infolge plötzlichen Herzversagens. Ein kausaler Zusammenhang der Todesfälle mit der präoperativen Erythropoietintherapie oder der Eigenblutspende selbst ist aufgrund der unauffälligen Laborparameter und des klinischen Bildes unwahrscheinlich. Die in der Studie beobachtete präoperative Mortalitätsrate von (2/208 = 1 %) lag im Rahmen der an den entsprechenden Zentren beobachteten Mortalität zwischen 0,8 und 2,5 % während der Wartezeit auf einen kardiochirurgischen Eingriff. Die intra- und postoperativ dokumentierten unerwünschten Ereignisse der Patienten mit elektiver Herzchirurgie zeigten ebenfalls keine Hinweise auf dosisabhängige Häufungen unerwünschter Ereignisse (Tabelle 4). In der intra- und postoperativen Phase verstarben 6 Patienten, alle an chirurgischen Komplikationen. Ein Zusammenhang mit der präoperativen rhEPO-Therapie oder der Eigenblutspende selbst ist in keinem Fall anzunehmen.

Die im Rahmen der kontrollierten klinischen Prüfungen untersuchten Laborparameter zeigten nur bei den Thrombozyten und bei den Parametern des Eisenhaushalts bemerkenswerte Effekte. Während der Eigenblutspendephase

Tabelle 3. Anzahl der kardiochirurgischen Patienten mit unerwünschten Ereignissen im Therapiezeitraum (präoperativ)

		Plazebo	100	200	400	800	Gesamt
Ausgewertete Patienten		40	41	42	40	45	208
Patienten mit	n =	17	21	18	20	15	91
unerwünschten Ereignissen	%	42,5	51,2	42,9	50,0	33,3	43,8
Myokardinfarkt							
(Patient verstorben)		–	–	2	–	–	2
Angina pectoris		5	6	6	7	5	29
Arrhythmie		1	–	1	1	1	4
Schwäche		1	3	–	–	1	5
Schwindel		4	2	1	2	4	13
Kopfschmerzen		1	2	2	2	–	7
Hypertonus		–	1	–	1	–	2
Synkope		3	–	3	1	2	9
Pruritus		1	1	–	–	–	2
Hypotonus		1	1	1	–	–	3
Allergische Reaktion		1	–	–	1	–	2
Andere		–	–	2	5	2	9

Mehrere unerwünschte Ereignisse pro Patient möglich.

Tabelle 4. Kardiochirurgische Patienten mit schwerwiegenden unerwünschten Ereignissen (intra- und postoperativ)

		Plazebo	100	200	400	800	Gesamt
Ausgewertete Patienten		38	40	39	37	42	196
Patienten mit	n =	4	7	8	9	9	37
schwerwiegenden UEs	%	10,5	17,5	20,5	24,3	21,4	18,9
Verstorbene Patienten (Myokardinfarkt/ Herzversagen)		2	1	1	2	–	6
Angina pectoris		–	–	1	1	–	2
Arrhythmie		–	–	1	1	–	2
Embolie		1	–	–	–	1	2
Hypertonus		–	1	–	–	–	1
Pneumonie		–	–	–	–	2	2
Hypotonus		1	–	–	–	–	1
Ileus		–	–	–	1	–	1
Nierenversagen		–	1	–	1	–	2
Sepsis		–	–	–	1	1	2
Andere		–	4	5	2	5	16

Mehrere unerwünschte Ereignisse pro Patient möglich.

wurde in den Dosisfindungsstudien bei kardiochirurgischen und orthopädischen Patienten in allen Behandlungsgruppen ein Anstieg der medianen Thrombozytenzahlen registriert (Abb. 1). Dieser Anstieg war in den rhEPO-Gruppen etwas stärker ausgeprägt, eine Dosisabhängigkeit ließ sich jedoch nicht feststellen. Der Anstieg des Medians der Thrombozytenwerte war relativ gering und lag innerhalb des Normbereichs, einzelne Patienten sowohl in den Plazebogruppen als auch in den mit rhEPO behandelten Patientengruppen zeigten während der

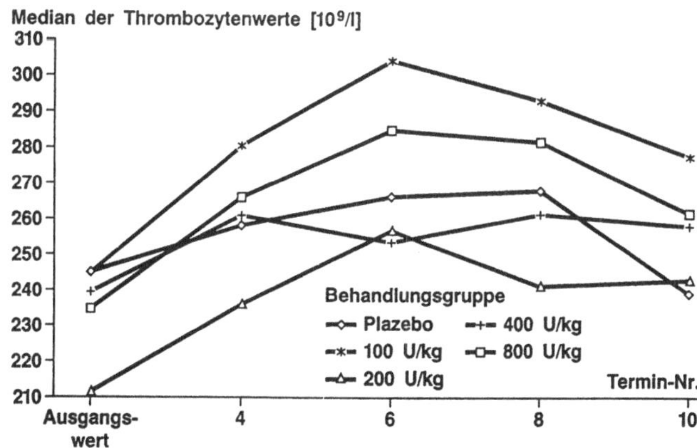

Abb. 1. Thrombozyten: Verlauf des Medians während der präoperativen Behandlungsphase

Eigenblutspendephase einen Anstieg der Thrombozytenwerte über den Normbereich hinaus. Als Ursache dieser Thrombozytenanstiege kommt ein direkter Effekt des Blutverlustes durch die Eigenblutspende, ein sich während der Spendephase bei vielen Patienten entwickelnder funktioneller Eisenmangel und ein direkter rhEPO-Effekt in Frage. Weitaus ausgeprägter ist der Thrombozytenanstieg in der postoperativen Phase durch das Trauma des chirurgischen Eingriffes. Auch hier zeigten die Plazebovergleichsgruppen eine vergleichbare Erhöhung der postoperativen Thrombozytenwerte, eine Dosisabhängigkeit war nicht feststellbar (Abb. 2). Die reaktive postoperative Thrombozytose ist ein bekanntes Phänomen [3, 8, 10], deren Ursache in einer Stimulation der Megakariozytopoese durch infolge des Operationstraumas freigesetzte Mediatoren vermutet wird.

Ausgeprägte Auswirkungen zeigte die Eigenblutspende auf den Eisenhaushalt. Obwohl alle Patienten während der Eigenblutspendephase eine orale Eisensubstitutionstherapie (300 mg FE^{2+}/die) durchführten, zeigte ein erheblicher Teil der Patienten am Ende der Spendephase einen funktionellen Eisenmangel (Transferrinsättigung $<20\%$). Da jedoch im untersuchten Dosierungsbereich eine gleichmäßige dosisabhängige Zunahme des gespendeten Erythrozytenvolumens gefunden wurde, wird offenbar die Entleerung der Eisenspeicher, gemessen an der Abnahme des Ferritinwertes, und der bei einem Teil der Patienten sich ausbildende funktionelle Eisenmangel nicht als limitierender Faktor der Erythropoese wirksam.

Die in unseren kontrollierten Studien dokumentierten unerwünschten Ereignisse und die Auswertung der untersuchten Laborparameter führen zu folgenden Schlußfolgerungen:

- Hinsichtlich unerwünschter Ereignisse und gemessen an den Sicherheitslaborparametern bestehen keine relevanten Unterschiede zu den Kontrollgruppen.
- Bei häufiger Eigenblutspende ist vor allem bei älteren Patienten mit einer möglicherweise höheren Inzidenz an Schwäche, Schwindel, Kopfschmerzen und Übelkeit zu rechnen.

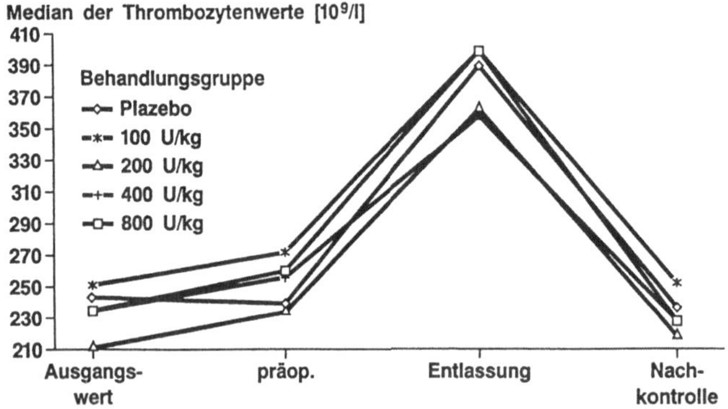

Abb. 2. Thrombozyten: Median der Ausgangswerte, letzter präoperativer Wert (präop.) und Verlauf während der postoperativen Phase bei elektiven kardiochirurgischen Eingriffen

– Vor und während der Spendephase sollten die Thrombozytenwerte kontrolliert werden, da durch die reaktive Thrombozytose nach dem chirurgischen Eingriff mit einem deutlichen Anstieg der Thrombozyten zu rechnen ist.
– Eine Eisensubstitution ist unbedingt erforderlich.

Literatur

1. Abraham PA, Halstenson ChE, Macres MM et al. (1992) Epoetin enhances erythropoiesis in normal men undergoing repeated phlebometies. Clin Pharmacol Ther 52:205–213
2. D'Ambra MN, Lynch KE, Boccagno J, Vlahakes GJ (1992) The effect of perioperative administration of recombinant human erythropoietin r-huepo in CABG patients: a double blind placebo-controlled trial. Anesthesiology 77:A159, Nr. 3A
3. Frenkel EP (1991) The clinical spectrum of thrombocytosis and thrombocythemia. Am J Med Sci 301:69–80
4. Goodnough LT, Rudnicks S, Price TH et al. (1989) Increased preoperative collection of autologous blood with recombinant human erythropoietin therapy. N Engl J Med 321:163–168
5. Konishi T, Ohbayashi T, Kaneko T et al. (1993) Preoperative Use of Erythropoietin for Cardiovascular Operations in Anemia. Ann Thorac Surg 56:101–103
6. Krieter H, Frey L, Segiet W et al. (1991) Optimizing autologous blood donation by recombinant human erythropoietin (rhu-EPO) and interleukin 3 (IL-3). Behring Inst. Mitt., No. 90, 75–85
7. Kulier AH, Gombotz H, Fuchs F et al. (1993) Subcutaneous recombinant human erythropoietin and autologous blood donation before coronary artery bypass surgery. Anesth Analg 76:102–106
8. Kutti J (1990) The management of thrombocytosis. Eur J Haematol 44:81–88
9. Levine EA, Rose AL, Gould SA et al. (1988) Recombinant human erythropoietin and autologous blood donation. Surgery 104:365–369
10. Mitus AJ, Schafer AI (1990) Thrombocytosis and thrombocythemia. Hematol Oncol Clin North Am 4(1):157–178
11. Watanabe J, Fuse K, Korushi T et al. (1991) Autologous blood transfusion with recombinant human erythropoietin in heart operations. Ann Thorac Surg 51:767–772
12. Watanabe Y, Fuse K, Naruse Y et al. (1992) Subcutaneous use of erythropoietin in heart surgery. Ann Thorac Surg 54(3):479–484

Schlußwort und Ausblick

P. Scigalla

Das rekombinante humane Erythropoietin (rhEPO) ist eines der therapeutischen Humanproteine, das vor einigen Jahren sehr erfolgreich zunächst bei Nierenpatienten, bei urämischen Patienten zur Therapie der renalen Anämie, eingesetzt wurde. EPO hat bei den urämischen Patienten zu einer neuen Qualität in der Therapie dieser Patienten geführt und es besteht die Hoffnung, daß die klinische Entwicklung von rhEPO in anderen klinischen Indikationen ebenfalls einen signifikanten klinischen Benefit für die Patienten bewirkt.

Eine der möglichen Indikationen ist der *differenzierte Einsatz von rhEPO* in der elektiven Chirurgie. Die Entwicklung dieser Indikation war und ist sehr eng gekoppelt an die Durchführung von klinischen Prüfungen, und viele der Teilnehmer an diesem Symposium haben hier aktiv und sehr engagiert teilgenommen. Hierfür gilt ihnen unser Dank.

Die auf dem Workshop vorgetragenen und manchmal auch kontrovers diskutierten Ergebnisse lassen sich wie folgt zusammenfassen:

1. Unbedingte Voraussetzung für die Optimierung der Transfusionspolitik im eigenen Haus ist die Ermittlung des Bedarfs und des realen Blutverbrauchs (Storch). Auf der Basis dieser Evaluierung wird es dann möglich sein, eine „Manöverkritik" am eigenen Haus durchzuführen (Hempel).
2. Herr Singbartel ging in seinen Ausführungen auf die Risiken der homologen Bluttransfusionen ein. Neben der Verwechslung der homologen Blutkonserven, die das höchste Risiko darstellen, besteht – trotz der signifikant verbesserten Labordiagnostik in den letzten Jahren – weiterhin noch ein Infektionsrisiko. Es wurde deutlich, daß die Übertragung von HIV-Infektionen oder Hepatitis B-Virusinfektionen weit geringer ist als in der Laienpresse immer wieder vorgetragen. Andererseits besteht aber noch ein relativ hohes Infektionsrisiko, vor allem bei Hepatitis C-Viren, das durch die derzeit noch bestehende diagnostische Lücke bedingt ist.
3. Eigenblutspende ist nur eine der Maßnahmen, um Fremdblut zu sparen (Mertens). Es wurde angeregt, ein Gesamtkonzept – individuell für jedes Krankenhaus – zu erarbeiten, in dem die Eigenblutspende bzw. -transfusionen zusammen mit den anderen fremdblutsparenden Maßnahmen als Gesamtheit betrachtet werden soll. Die Erarbeitung eines solchen Konzeptes setzt eine Kooperation zwischen den Beteiligten im Krankenhaus voraus. Es wurde deutlich, daß die Realisierung von fremdblutsparenden Maßnah-

men mit einer Reihe von rein logistischen Problemen verbunden ist, die nur Krankenhaus-integriert lösbar sind.

4. Herr Eckert beschrieb in seinem Übersichtsvortrag den Wirkmechanismus von Erythropoietin. Er zeigte u. a. mit neuen Daten, daß über den Sauerstoffdruck im Blut mit dem endogen gebildeten Erythropoietin die Zahl der zirkulierenden roten Blutkörperchen sehr exakt den Bedürfnissen des Organismus angepaßt werden. Es wurde weiter mit Daten belegt, daß die Niere der primäre Produktionsort für das Erythropoietin ist.

5. Der Eisenstoffwechsel ist signifikant durch die Eigenblutspende – mit oder ohne rhEPO – beeinflußt. Von Herrn Kaltwasser wurde aus diesem Grund auf die Physiologie des Eisenstoffwechsels und die wichtigsten Parameter zu dessen Charakterisierung ausführlich eingegangen. Neben dem Serumferritin, dem Serumeisen und der Transferinsättigung sind es vor allem neuere Methoden, wie die Bestimmung der Transferrin-Rezeptorkonzentration, der Erythrozytenprotoporphorin-Konzentration oder des Zink-Protoporphins in den Erythrozyten, die die Diagnose eines relativen Eisenmangels verbessern. Es wurde klar herausgearbeitet, daß die Eisensubstitution bei der Eigenblutspende eine Notwendigkeit ist, unabhängig davon, ob diese mit oder ohne rhEPO-Unterstützung durchgeführt wird.

6. Die Effektivität der Eigenblutspende ist von einer Vielzahl von Faktoren beeinflußt (Scigalla). Zu diesen Faktoren gehören der Ausgangshämatokrit, der anzustrebende präoperative Hämatokrit, das Blutvolumen, das sehr stark vom Körpergewicht und Geschlecht abhängt sowie von dem zu erwartenden Blutverlust, der durch Bluttransfusionen zu kompensieren ist. Die Indikation zum Einsatz von rhEPO zur Unterstützung der Eigenblutspende wird stark von diesen Faktoren beeinflußt.

7. Ergebnisse einer großen Multicenterstudie, in der rhEPO mit verschiedenen Dosierungen Patienten verabreicht wurde, die zur Hüftoperation anstanden, wurden präsentiert (Osswald). Es konnte klar gezeigt werden, daß mit rhEPO die Erythropoese dosisabhängig stimuliert werden kann, so daß diese Wirkung ab einer Dosierung von 400 U/kg zweimal pro Woche appliziert, statistisch signifikant gegenüber Placebo ist.

8. Nicht mit dem aggressiven Blutspendeschema, wie von Osswald präsentiert, sondern mit einem mehr moderaten Eigenblutspendeschema (zu Beginn zwei Eigenblutspenden innerhalb einer Woche, dann über drei Wochen zweimal pro Woche 500 Einheiten/kg rhEPO s. c.) wurde bei zur Hüftoperation anstehenden Patienten versucht, die Zahl der Fremdblutkonserven zu reduzieren. In der Tat, es konnte eindrucksvoll demonstriert werden, daß die Zahl der Patienten, die intra- bzw. postoperativ Fremdblut brauchten, signifikant reduziert werden konnte (van der Wiel).

9. Auch bei der Vorbereitung von cardiochirurgischen Patienten erwies sich der Einsatz von rhEPO zur Effektivitätssteigerung der Eigenblutspende als klinisch sinnvoll (Güse). Darüber hinaus wurde darauf hingewiesen, daß mit Fremdbluttransfusionen eine Immunmodulation initiiert wird, und daß diese Immunmodulation klinisch relevant sein kann. Dies ergibt sich aus der Tatsache, daß bei den Patienten, die kein Fremdblut oder zumindest

signifikant weniger Fremdblut bekommen haben, ein niedrigeres Infektionsrisiko besteht.

Herr Schlag beschrieb ebenfalls die Immunmodulation durch Fremdblut bei Tumorpatienten, wies allerdings gleichzeitig darauf hin, daß der Einfluß von Fremdblut auf die Prognose von Tumorpatienten noch nicht geklärt ist und derzeit kontrovers diskutiert wird.

10. Zum Schluß wurden die Nebenwirkungen von rhEPO beim Einsatz in der elektiven Chirurgie beschrieben (Franke). Aus den klinischen Studien und der Literatur konnte klar abgeleitet werden, daß letztendlich bis auf die leicht höhere Inzidenz von Schwindel und Schwäche bei älteren Patienten (wahrscheinlich durch die höhere Spendefrequenz bedingt) rhEPO zumindest bis zu den in den klinischen Studien verwendeten Dosierungen von 2×800 U/kg und Woche ein sicheres Präparat ist, und daß die Nebenwirkungen, die bei Dialysepatienten beschrieben wurden, letztendlich durch die Urämie und nicht durch das Erythropoietin verursacht werden.

Auf dem Workshop wurde der Einsatz von rhEPO zur Unterstützung der Eigenblutspende diskutiert. Es wurde klar, daß diese Indikation komplizierter als der Einsatz von rhEPO bei Dialysepatienten ist. Bei Dialysepatienten wird das *fehlende* endogene Erythropoietin durch rhEPO ersetzt (Substitutionstherapie). Bei der Eigenblutspende werden *pharmakologische rhEPO-Dosierungen* unter Berücksichtigung der verschiedenen lokalen und individuellen Bedingungen eingesetzt. Es wird deshalb in der nächsten Zeit eine unserer Aufgaben sein, weitere Erfahrungen zu sammeln und Leitlinien zum optimalen Einsatz der Eigenblutspende mit oder ohne rhEPO zu erarbeiten.

Die auf dem Workshop vorgetragenen und diskutierten Ergebnisse sind Ergebnisse aus klinischen Studien, die in den letzten zwei bis drei Jahren mit der Hilfe einer Vielzahl von Ärzten und Schwestern in den verschiedenen Kliniken erfolgreich durchgeführt wurden. Sie sind das Ergebnis einer fruchtbaren und sich ergänzenden Kooperation zwischen Boehringer Mannheim, einem der führenden Pharmaunternehmen in der Bundesrepublik Deutschland und den zahlreichen Kolleginnen und Kollegen im In- und Ausland. Diese Zusammenarbeit verlief aus meiner Sicht in einer sehr harmonischen und kollegialen Weise. Einen entscheidenden Grund hierfür sehe ich in der Übereinstimmung der Zielsetzung aller Beteiligten an diesen Prüfungen, nämlich dem Ziel, wirksame und sichere Präparate zum Vorteil für unsere Patienten zu entwickeln. In kann alle Beteiligten an diesen Studien und allen Teilnehmern des Workshops im Namen der Firma Boehringer Mannheim, vor allem aber auch im Namen der Ärzte, die in diesem Unternehmen arbeiten, versichern, daß diese Zielsetzung, nämlich Optimierung der Therapie zum Wohle der Patienten, auch in Zukunft die Leitlinie für die klinische Entwicklung sein wird.

Wir würden uns freuen, wenn bei der Weiterentwicklung des rekombinanten humanen Erythropoietin weiterhin in so großer Zahl qualifizierte Ärzte und Schwestern mitarbeiten würden. Dies gilt auch für die klinische Entwicklung anderer wichtiger Präparate, die sich in unserem Forschungsprogramm befinden.

Springer-Verlag und Umwelt

Als internationaler wissenschaftlicher Verlag sind wir uns unserer besonderen Verpflichtung der Umwelt gegenüber bewußt und beziehen umweltorientierte Grundsätze in Unternehmensentscheidungen mit ein.

Von unseren Geschäftspartnern (Druckereien, Papierfabriken, Verpackungsherstellern usw.) verlangen wir, daß sie sowohl beim Herstellungsprozeß selbst als auch beim Einsatz der zur Verwendung kommenden Materialien ökologische Gesichtspunkte berücksichtigen.

Das für dieses Buch verwendete Papier ist aus chlorfrei bzw. chlorarm hergestelltem Zellstoff gefertigt und im pH-Wert neutral.